"次の一手"を鍛える

心房細動診療の歩みかた

公益財団法人 心臓血管研究所　所長

山下武志 著

南 山 堂

◆「すみません…，また心房細動です」◆

　これまで心房細動をテーマにした本を何冊か書いてきた私自身，本書は，「またか」と思われてしまうかもしれないと感じています．ですが，心房細動診療はここ十数年の間に様変わりしています．このような心房細動診療の進歩にキャッチアップできるような読み物として，それぞれの時代でトピックとなったテーマについて著してきました．そして現在では，使いやすい薬物が加わった抗凝固療法が普及し，安全性と有効性を兼ね備えたカテーテルアブレーションの適応がますます広がっています．ある意味で心房細動診療は成熟しています．実際，心房細動に関する各国の診療ガイドラインをみると，2000年代初頭から2010年代中盤までは発行されるたびに大きな修正や加筆が見られましたが，最近発表されたものはほぼ微修正にとどまっています．

◆「実際の症例で考えてみよう」◆

　本書は，このような進歩を振り返りながら，心房細動診療を実際の症例ベースで改めて考えてみようというテキストです．臨床現場では，疫学的または臨床試験的な総論はわかっていても，各患者における各論では迷ってしまうということがままあるはずです．そこ

で, 私の経験した症例 20 例を提示したうえで, 設問を加えてみました. もちろん, 患者の顔, 体形, 動作, 話しぶりなどが見えているのと, 見えていないのでは大違いなので, 正解を追及する必要はありません. また, 自分の行った医療が実際に正しかったかどうかを検証することもできません. 読者それぞれが自分ならどうするかを考え, そのうえで, 私の行った医療を見てもらえばよいと感じています.

　今, 考えていること…, それは心房細動診療が思ったほどまだシンプルではないということです. 将来発達するだろう AI（人工知能）でも, なかなかすぐに答えの出せない症例がかなりあるはずだと確信しています. 数多くのクリニカルエビデンスやガイドラインを学んだうえでも, 各患者に対して考えるべきことがまだ数多くあることを知ってもらえれば, 筆者のこの上ない幸せです.

　2021 年 3 月

山下武志

Index

⟨column

はじめに

1980年代，心房細動は "neglected arrhythmia" とよばれるほど，まったく注目されない疾患でした．私が大学を卒業した1986年に刊行された「ハリソン内科学」(Harrison's Principles of Internal Medicine) 原著第11版には「心房細動」という独立した項目はなく，心房細動は「上室性不整脈」のひとつとしてその片隅に少し記載されていたにすぎません．心房細動患者が少なかったわけではありません．その当時から，すでに多くの心房細動患者が循環器内科の外来を受診していました．僧帽弁疾患に伴う心房細動患者が相当数存在し，そのような患者における心不全の一因として皆を悩ませていました．しかし，それ以外の心房細動は，生命予後の良好な「孤立性心房細動」として格段に軽い存在です．その多くは，「ハリソン内科学」に記載されたとおり，ジギタリスとアスピリンが投与され，それで事足れりとされていました．若い循環器内科医には想像できない歴史かもしれませんが，それほど昔のことではありません．

21世紀になり，心房細動を取り巻く状況が激変しました．なぜ，これほど変化してきたのか，長くこの不整脈に関わってきた私にも，その理由を明確に説明することはできません．おそらく，多くの要因が組み合わさった結果でしょう．

1990年代初頭，大学病院での臨床業務の傍ら，この心房細動，あるいはその類縁疾患である心房粗動に興味をもち，臨床診療・基礎研究を続けてきました．当時は，どちらも明らかに地味な仕事です．臨床診療では，外来に徐々に「孤立性心房細動」患者が言葉どおり蓄積し，そのほとんどは入院することもなく，ただ外来での会話と診療時間が長くなっていくだけです．基礎研究では，そもそも「心房細動に基礎研究は必要なのか？」という基本的な疑問にさえ答えることもできません．心房細動に関心をもったのは，ただ，なんとなく惹かれたから，という理由以外のものはなかったのです．そのような月日を経て，いつの間にか，心房細動がひとつの重要な疾患として注目されるようになり，自分が人前で講演し，文章を書くようになりました．

あらためて今，このような心房細動診療の変化がどのように生じてきたのか，それを若い循環器内科医にぜひ知ってもらいたいと思うようになりました．診療ガイドラインでは表現されない行間が，心房細動診療にとって，ぜひとも必要な感覚だと感じるからです．

　現在，一般的に行われている治療法は，あたかも以前から普通に存在してきたようにもみえますが，さまざまな試行錯誤と挑戦，さらにその後，結果を謙虚に見直すという，繰り返しの過程のなかでようやく成立してきたものです．だからこそ，ただガイドラインに準じて…，という反射的な診療には，その歴史に根差した「深み」が欠けてしまいがちです．また同時に，1つの疾患が姿かたちを変えていった歴史を知ることは，今後，他の疾患を研究または診療していくうえでも何らかの参考になるかもしれないと考えたからです．

　2020 年，American Journal of Cardiology に，"The Top Most-Cited and Influential Published Articles in Atrial Fibrillation from 1900 to 2019." と題する論文が発表されています[1]．1900 年以降の心房細動関連論文のうち，引用回数が上位 100 位内の論文は，心房細動の歴史を眺めるうえでその象徴になることでしょう．どのような論文が最も引用されたのか，興味深いところですが，より全体を俯瞰するという意味では次の図の方が参考になるでしょう．

◈ **発表された心房細動論文の数の推移**

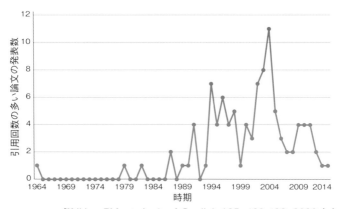

[Iftikhar PM, et al.: Am J Cardiol, 125: 420-426, 2020 をもとに作成]

このグラフは，横軸が 1964 年以降の各年，縦軸は引用回数が 100 位内の論文の発表数を示しています．これによると，1980 年代前半まで，心房細動に関する影響力の大きな論文はきわめて少ないことがわかります．ところが 1990 年代になり，急速に影響のある論文が発表され始め，心房細動に関する情報量が蓄積し，やがてインパクトをもつ論文の数は 2004 年にいったんピークを迎えます．その後，2010 年代前半に第二のピークを形成し，再び影響力をもつ論文はあまり発表されなくなっていったという推移をみることができます．

私たちが今，心房細動に関してもっている情報は，このようなインパクトのある発表論文に触れながら，そしてそれがいわば出尽くしたうえで，さらに整理されるための時間，熟成されるまでの時間を経て，形成されたものなのだろうと捉えることができます．

ここであらためて，それぞれの時代を簡単に振り返ってみることにします．

〉〉1980 年代

僧帽弁膜症に伴う心房細動と孤立性心房細動の二大巨頭の時代です．この時期に行われた疫学調査の結果より，孤立性心房細動を経過観察すると，15 年生存率が 94%，15 年間の累積脳卒中発生率は 1.3% と，きわめて予後良好な疾患であることが示されています[2]．ただしこの時代，日本では男性の平均寿命が 70 歳代前半，女性ではようやく 80 歳に到達するかという時代でした．米国では，男女とも日本よりさらに数歳若い平均寿命です．孤立性心房細動患者の登録基準に「60 歳以下で診断された」という条件が含まれていましたが，無理からぬことです．

この時代には，生命予後が良好であることを前提に，おもに発作性心房細動における発作予防と停止を目的に，数多くの抗不整脈薬が開発されています．

〉〉1990 年代

1990 年代初頭，不整脈分野では，心筋梗塞後に発生する心室性不整脈を抑制する目的で抗不整脈薬を使用した患者群で予想に反して死亡率が高くなることが明らかとなり早期に中止された CAST 試験[3] の与えた影響が大きく，抗不整脈薬の再考からこの時代は始まったと言っても過言ではありません．経験則を離れた，抗不整脈薬の役割，使いかた，分類の再整理を行う機運が高まり，専門家による

Sicilian Gambit 会議が開催され，その結果が発表されました．Sicilian Gambit は，イオンチャネルを代表とする分子から不整脈を考えるという基礎研究的な思考法に立脚していました．

　またこの時期に，心房細動に対する洞調律維持治療（リズムコントロール）と心拍数調節治療（レートコントロール）の効果や予後を比較するための無作為化比較試験が企画され始めました．これは，基礎医学的な知識とは別に，心房細動の治療法をクリニカルエビデンスにのみ立脚して評価するという Sicilian Gambit とは全く異なる思考法でした．そして，その後の歴史のなかで，臨床現場で有用な知見を得るには，前者より後者のアプローチが正しいという，今では当然のことがやがて続々と判明するようになります．

　一方で，この時代に新しい萌芽を 3 つ見つけることができます．それは，①脳梗塞の予防，②心房細動のリモデリング，③心房細動における肺静脈の重要性に関するものです．

　1991 年に初めて心房細動が脳卒中の重要なリスク因子であることが見いだされ[4]，脳卒中の予防効果では，抗凝固療法が抗血小板療法よりはるかに優れていることが報告されています[5]．加えて，発作性心房細動が徐々に進行し慢性化していくことは，すでに臨床上で多くの医師が経験していましたが，その理由のひとつとして，心房細動そのものが心房筋の性質を変えていくこと（リモデリング）が判明し，長期にわたる心房細動診療では治療ターゲットが固定できず，刻々と変貌していくという治療難渋性が説明されるに至っています．また当時，心房細動に対する試行錯誤的カテーテルアブレーション治療が数多くなされていました．それらは外科的な処置として行われていた Maze 手術を模擬したものでしたが，まだうまく手法が確立されていなかったのが実情です．そのような試行錯誤的カテーテルアブレーションの最中に，発作性心房細動の多くが肺静脈起源の心房期外収縮を介して生じることが偶然発見されました[6]．報告者の卓越した観察眼により，発作性心房細動における治療ターゲットが，心房筋ではなく肺静脈であることが判明したわけです．

▽ 2000 年代

　現在では数多く存在する「心房細動」そのものを対象とした医学書・テキスト

ですが，初めて出版されたのは，世界では 1992 年刊行の Falk RH，Podrid PJ 編集「Atrial Fibrillation」(Raven Press)，日本では 1999 年刊行の笠貫宏，早川弘一編集「心房細動・粗動・頻拍」(医学書院) でした．その後，この 2000 年代に飛躍的に数多くの医学書・テキストが出版されています．

　この時代，世界における社会の高齢化や長寿化が注目され，心房細動患者人口の増加とその多様性，生涯罹患率の高さなど，心房細動が社会に与える影響が大きいことが知られるようになりました．そのなかで，この時代にもやはり 3 つの大きな進歩がみられます．それは，①薬物療法の限界，②カテーテルアブレーションの発達，③脳梗塞リスクの判定に関するものです．

　また，この時期には，1990 年代に企画された洞調律維持治療と心拍数調節治療の無作為化比較試験が結実し，AFFIRM 試験 [7]，RACE 試験 [8] として発表され，世界に大きな衝撃をもたらしました．その後，アップストリーム治療 (心房細動の発生を抑制するための治療) として注目された RAS 阻害薬の心房細動に対する効果も，複数の大規模臨床試験で否定され，薬物療法の限界がつぎつぎと目の当たりになりました．

　日本でも，学会主導で J-RHYTHM 試験 [9]，J-RHYTHM II試験 [10] が行われ，海外と同等の結果が確かめられています．こうして明らかになった薬物療法の限界は，カテーテルアブレーション治療への期待を高めました．実際，この時代に，カテーテルアブレーションは，肺静脈内の起源をターゲットとするものから，肺静脈隔離をターゲットとするものに変革し，薬物療法をはるかに上回る成績をたたき出しています [11]．

　このような心房細動そのものに対する治療とは別に，どの心房細動患者に抗凝固療法を行うべきかという課題の方が，実際の臨床現場ではより切実な問題でした．脳梗塞リスクから抗凝固療法の対象患者を判定するためのツールとして，$CHADS_2$ スコア [12]，続いて CHA_2DS_2-VASc スコア [13] が考案されたのがこの時代です．

≫2010 年代

　それまでの心房細動診療の進歩を，さらに享受するためのツールや情報が蓄積された時代と位置づけられるでしょう．ワルファリンだけでは抗凝固療法の十分な普及が望めないことが判明したのとちょうど同じころ，そのギャップを埋めるよう

に開発され，使用できるようになったツールが，直接作用型経口抗凝固薬（direct oral anticoagulant；DOAC）です．4つのDOACはいずれもそのグローバルな臨床試験の結果がNew England Journal of Medicineに報告されました[13-16]．当初はその安易な使用が危ぶまれた時期もありましたが，さまざまな臨床経験が使用法の改善をもたらし，リアルワールドデータでも無作為化比較試験に相応する効果と安全性が確認されるようになっています．

　カテーテルアブレーション治療に関しては，従来の高周波アブレーションだけではなく，バルーンアブレーションが開発され，その手技時間の短縮が図られるようになりました．さらに，心不全例への応用，高リスク患者への応用に関する無作為化比較試験の結果が報告され，カテーテルアブレーションの適応がますます拡大しました．現在，日本の実施例は年間約10万件近くに到達し，多くの心房細動患者に福音をもたらす状況になりました．

　現在の心房細動診療は，おもにこの30年間に積み重ねられてきたものです．そのあいだに発表された，引用回数が上位100位内の論文の研究内容を，テーマ別に私が分類した結果を示してみましょう．

◆ **心房細動領域で引用回数の多い論文のテーマ別報告数**

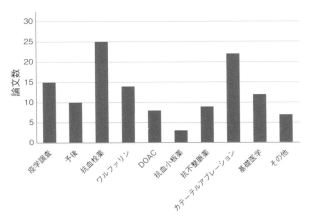

　実にさまざまな分野にわたることがわかりますが，このなかでも抗血栓療法とカテーテルアブレーションに関する論文数が突出していることに気づくでしょう．

そして，この二者が，現在の心房細動診療の基本を形づくっています．

　これらの発達した治療を，どのように現実の患者 1 例，1 例に生かすのか，それが現在の私たちに課せられた課題です．もしかすると，この課題にはいつも正しい唯一無二の解答があるに違いないと思っている読者もいらっしゃるかもしれません．しかし，心房細動患者は多様で，金太郎飴のようなものではありません．医師もまた，金太郎飴のようなものではありません．医師もさまざま，患者もさまざま，だからと言って何でもよいことにならないのはもちろんですが，お互いのコーディネーションのなかでうまく練られた診療こそ，患者や患者家族にとって価値のあるものになるだろう…．約 30 年間，基礎・臨床からこの心房細動を見てきた者として，今そのように感じています．本書では，このように感じる自分の行う心房細動診療を提示してみようと思います．

■ 文献
1 ）Iftikhar PM, et al.: Am J Cardiol, 125: 420-426, 2020.
2 ）Kopecky SL, et al.: N Engl J Med, 317: 669-674, 1987.
3 ）Echt DS, et al. (CAST investigators): N Engl J Med, 324: 781-788, 1991.
4 ）Wolf PA, et al.: Stroke, 22: 983-988, 1991.
5 ）Hart RG, et al.: Ann Intern Med, 131: 492-501, 1999.
6 ）Haïssaguerre M, et al.: N Engl J Med, 339: 659-666, 1998.
7 ）Wyse DG, et al. (AFFIRM Investigators): N Engl J Med, 347: 1825-1833, 2002.
8 ）Van Gelder IC, et al.: N Engl J Med, 347: 1834-1840, 2002.
9 ）Ogawa S, et al. (J-RHYTHM Investigators): Circ J, 73: 242-248, 2009.
10）Yamashita T, et al. (J-RHYTHM II Investigators): Europace, 13: 473-479, 2011.
11）Wazni OM, et al.: JAMA, 293: 2634-2640, 2005.
12）Gage BF, et al.: JAMA, 285: 2864-2870, 2001.
13）Lip GYH, et al.: Chest, 137: 263-272, 2010.
13）Connolly SJ, et al. (RE-LY Steering Committee and Investigators): N Engl J Med, 361: 1139-1151, 2009.
14）Patel MR, et al. (ROCKET AF Investigators): N Engl J Med, 365: 883-891, 2011.
15）Granger CB, et al. (ARISTOTLE Committees and Investigators): N Engl J Med, 365: 981-992, 2011.
16）Giugliano RP, et al. (ENGAGE AF-TIMI 48 Investigators): N Engl J Med, 369: 2093-2104, 2013.

Case 1

心房期外収縮が頻発する女性

62歳女性．高血圧にて加療中．1年前からまれに脈が飛ぶことがあることに気づいていた．数ヵ月前から脈が抜けることが頻回となり，やがて息がつまったり，息苦しさを感じるようになったため，受診した．胸部X線写真，12誘導心電図，運動負荷試験では異常を認めない．24時間心電図検査を行ったところ，心房期外収縮数は1日に約12,000個と頻発し，2連発以上の連発数が28回，最大6連発が記録されていた．

この症例に対して，どのように対処するか？

Suggestions

❶ 生活指導を行い，経過観察

❷ 精神安定薬（抗不安薬）を投与する

❸ β遮断薬を少量投与する

❹ Ca拮抗薬を含む抗不整脈薬を投与する

❺ カテーテルアブレーション治療を勧める

❶ 生活指導を行い，経過観察

患者の不安を軽減するような情報提供・患者指導が，最も高い効果を発揮するでしょう．どのように不安を取り除くための会話をするかは，腕の見せどころです．誰にでも使えるベストな方法はなく，それぞれの医師のもつキャラクターや雰囲気にあった会話が，患者にとって最も好ましいと思います．

医師としては，心の片隅で，将来的な心房細動の発生リスク（年間1〜2％）を考えておきますが，実際の行動は厳格な降圧療法と定期的な検脈や心電図記録です．

日常臨床でよく出会う症例です．症状がきわめて強い例もあれば，自覚症状はなく，健康診断で心房期外収縮を指摘されたのをきっかけに受診し，24時間心電図検査を行うと，あらためて心房期外収縮数や連発が多数見つかるというような症例もあります．

病気なのか，病気でないのか？

約1,200人の健康な成人を対象にした調査では，ホルター心電図による検査を行ったところ，心房期外収縮は60.8％に，2連発以上は5.5％に記録されています[1]．また，55〜75歳で，循環器疾患をもたない住民を調査した報告では，たとえ健康であっても心房期外収縮は多くの例で記録され，心房期外収縮数，連発数は幅広く分布することが知られています[2]．

◆ **循環器疾患をもたない成人における心房期外収縮の発生数**

（A）心房期外収縮の発生数別分布

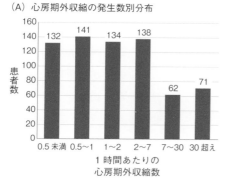

（B）心房期外収縮の連発数別分布

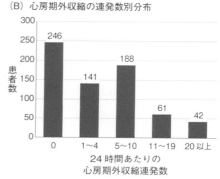

コペンハーゲン市に住む健康な 55～75 歳で，心血管疾患や心房細動，脳卒中，がんなどの病歴のない 678 人の被験者で実施された最大 48 時間のホルター心電図測定の結果をもとにグラフを作成している.
[Binic Z, et al.: Circulation, 121: 1904-1911, 2010 をもとに作成]

　健康な人の心臓ですら，心房期外収縮を生じていて，その発生数が幅広く分布していることを知ると，心房期外収縮を「病気」ととらえてよいのかという疑問がわいてきます．ならば，心房期外収縮が多い例，あるいは連発が顕著な例だけ「病気」としてとらえてはどうかという考えは，その境界を明確に定義できないという限界があります．そもそも「病気」って何でしょう？

　実は，「病気」の明快な定義は現在なく，将来もおそらく確立しないと言われているほど，難解なものとされています．医師としての教育を受ける過程で，当然と考えて見過ごしてしまったかもしれません．なお，Wikipedia に掲載されている「病気」の解説内容は興味深いので，医療者は一度読んでみることをお勧めします．

　ということで，ここで取り上げた症例は，いわゆる「病気」となるのかどうかはグレーゾーンです．自覚症状があるという意味では「病気」になりますが，身体的には健常人の範囲内で「病気ではない」ことになるでしょう．

このような例の将来像は？

　たとえ今は病気ではないとしても，これほど心房期外収縮数の多い例を放置しておいてよいか，心房細動になってしまうのではないかという不安が残ります．このような例をそのまま経過観察した場合，1時間あたりの心房期外収縮が30個以上，もしくは20連発以上がみられた人では，将来的な心房細動発症率が，そのような心房期外収縮がない例に比べて高い（ハザード比2.78）ことが示されています[2]．

◈ **心房細動を発症しなかった患者数**

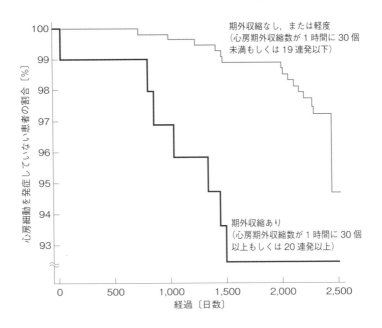

コペンハーゲン市に住む健康な55～75歳で，心血管疾患や心房細動，脳卒中，がんなどの病歴のない678人の被験者で実施された最大48時間のホルター心電図測定の結果と，その後の追跡調査の結果をKaplan-Meier曲線で表している．

[Binic Z, et al.: Circulation, 121: 1904-1911, 2010 をもとに作成]

　では，将来心房細動になりやすいからといって，心房期外収縮を治療するかと考えると，次の2つの課題が浮かびそうです．①1年間の心房細動発生率は約1.7%ときわめて小さいこと，②心房細動発生は心房期外収縮が原因とは限らず，あくまでも期外収縮は心房細動発生のリスクマーカーにすぎない可能性があることです．本項目で取り上げたような症例100人を集めて，心房期外収縮を治療すれば，年間1〜2人は，治療の甲斐あって心房細動の発生を回避できる可能性があるかもしれませんが，残る98〜99人に対しては無駄な治療であったということになるでしょう．また，心房期外収縮そのものが心房細動の直接の原因でない場合には，そもそも100人全員にとってまったく無駄な治療だったということにもなりかねません．

　発生率が低くても，もし心房細動が発症して脳梗塞になったら元も子もないではないかという不安があるかもしれません．もともと脳梗塞リスクをもつ患者（CHADS$_2$ スコアで2点以上）に限ってみると，心房期外収縮が1日に102個以上あった患者群での年間心房細動発生率は3.8%です[3]．この発生率に，予測される年間脳梗塞発生率をかけてみると，その数字はきわめて小さく，医療者の態度を変えるだけのインパクトをもっていません．

症状は心房期外収縮によるものなのだろうか？

　心房期外収縮そのものに対しては保守的に構えたとして，本症例のような，患者が訴える症状に対してはどのように対処すべきでしょう．この答えを導き出せるような臨床研究は見当たらないので，経験から考えるしかありません．

　おそらく，息が詰まる，息切れを感じるという症状は，心房期外収縮によるところが大きいでしょう．しかし，心房期外収縮の発生数と照らし合わせると，記録された心房期外収縮すべてが症状を引き起こしているわけではありません．ごく一部だけが症状の原因になっていると考えるのが妥当です．つまり，症状のな

い心房期外収縮の方がずっと多いのです.

　多くの場合，患者は症状そのもので困っているのではなく，生じている症状が将来何か健康上の問題を起こす予兆なのではないかという不安に苛まれているのだと思います．症状そのものに介入するより，その不安を取り除くような情報提供・患者指導を行う方が，結果的に患者の満足につながる可能性が高いでしょう．患者への指導は時間がかかるかもしれませんが，副作用がなく，最もコストのかからない，最も良質な医療です.

　そのような継続指導の開始をきっかけに，定期的に外来受診してもらって，検脈を行うようにすると（あるいは半年から1年に1回心電図を記録するようにすると），将来的に心房細動の早期発見につながるかもしれません．しかし，私自身の経験では，臨床研究の結果どおり，心房細動の発生につながる症例はきわめて少なく，ホルター心電図では「心房期外収縮が相変わらず出現している」あるいは「心房期外収縮が自然に激減した」という経験をすることになると思います.

　ちなみに，健康な女性を対象にしたコホート研究の結果より，高血圧患者では，収縮期血圧が低いほど将来的な心房細動発生率が低いことが知られているため[4]，血圧は120mmHg台を目指して管理することが望ましいでしょう.

■文献
1）Hingorani P, et al.: J Clin Pharmacol, 56: 885-893, 2016.
2）Binic Z, et al.: Circulation, 121: 1904-1911, 2010.
3）Suzuki S, et al.: Am J Cardiol, 111: 1602-1607, 2013.
4）Conen D, et al.: Circulation, 119: 2146-2152, 2009.

Case 2
初発の発作性心房細動

症例

48 歳男性．生来健康であったが，前日に深酒をし，当日の朝，目覚めたときに動悸を感じた．また，その動悸が持続したため，受診した．息切れや浮腫はなく，胸部 X 線写真にも異常を認めない．心電図では，心拍数 130/分の心房細動を認めた．

この症例に対して，どのように対処するか？

Suggestions

❶ 経過観察

❷ 抗凝固療法を開始する

❸ β遮断薬もしくは Ca 拮抗薬を投与する

❹ ピルシカイニド 100 mg 頓用を開始する

❺ 抗不整脈薬の継続投与を開始する

❻ カテーテルアブレーション治療を勧め，専門病院に紹介する

❸または❹

　症状が軽度であれば β 遮断薬もしくは Ca 拮抗薬の服用を開始し，症状がつらければピルシカイニド 100 mg を頓用します．本症例では，脳梗塞リスクや心不全リスクがないことが鍵です．まずは鷹揚に構えて診療に臨むことが患者の不安感を和らげることにつながるでしょう．安心するだけで心房細動が自然停止してしまう患者も多いのが実際です．私の古い臨床研究[1] になりますが，このような心房細動は，深夜発症し，翌日の午前中に自然停止することが多いのです．

　飲酒後，深夜から翌日午前中にかけて生じる発作性心房細動は古くから知られ，とくに休日にみられやすいことから "holiday arrhythmia" とよばれていました．症状の程度は人によって千差万別です．

発作性心房細動を早期に洞調律に戻すべきなのだろうか？

　洞調律に戻すメリットとデメリットは何でしょう．メリットは患者の症状が消失すること，デメリットとしては洞調律化に伴う脳卒中の発生です．洞調律復帰が薬物治療によるものであれ，電気ショックによるものであれ，洞調律になった直後の心房筋では，電気的に興奮しているものの，実際には収縮がなされない状態が持続します（これは心房筋が気絶したような状態にあるとされ，「心房のstunning」とよばれます）．その後，徐々に心房収縮は回復しますが，それまでに心房内に血栓が生じていると，心房収縮が回復すると同時にその血栓がはがれ，脳卒中や全身性塞栓症を引き起こすことになります．

　このような脳卒中の発生リスクは，全員に生じるものでなく，心房細動の持続時間（48時間以上）と，患者背景によって規定される脳梗塞リスク（p.43, Case 5参照）に依存します．したがって，心房細動の持続時間が48時間以上，あるいは患者に脳卒中のリスクがあると考えた場合には，洞調律化を目指すべきではありません．心房細動はそのままに脳梗塞予防を図ることが重要です．なお，本症例では，心房細動の持続時間は48時間以内，患者背景に脳卒中のリスクはないと考えられるため，洞調律化を目指してよいことになります．

　ここで，注意することは，「脳梗塞のリスクがなければ，すべての症例で早期に洞調律化を目指すべきである」と誤解しないことです．発作性心房細動の定義は，その心房細動が自然に停止することでしょう．つまり，ほとんどの症例で，何もしなくてもその心房細動は自然に自分の力で停止します．実際に，発作性心房細動を24時間経過観察した報告[2]では，約80％の症例で，心房細動は自然停止しています．このことを知ると，「患者の自覚症状が強く，早期に正常化してほしいという希望がある限りにおいて，積極的な洞調律化を目指してよい」という解釈をするべきです．

　積極的な洞調律化を行わず，自然停止を目標とした場合，患者には，翌日には正常に戻ることを伝えます．それまでのあいだ，心拍数調節を目的とした β遮断薬の少量投与を行ってもよいでしょう．そして，24〜48時間後以降，再受診することを指示します．

どのような方法で洞調律化を目指せばよいか？

　早期に洞調律化を目指す場合，抗不整脈薬を用いることになります．この場合の抗不整脈薬投与の意義は，自然に放置しても洞調律化が望めるものの，自然な心房細動停止をより早期に促すことです．

抗不整脈薬の投与を行う場合はつねに，①心不全はないか，②基礎心疾患はないか，③超高齢者で腎機能低下がないかの3点に注意する必要があります．このような条件が当てはまる場合は，抗不整脈薬による心不全悪化や催不整脈作用（新たな不整脈が誘発されること；p.20，**column 01** 参照）による重篤な副作用が生じうるため，抗不整脈薬の安易な投与を行ってはいけません．

若年にあたる本症例では，問診・身体所見や胸部X線写真の結果より心不全や基礎心疾患の併存も認められないため，抗不整脈薬による副作用発現を強くおそれなくてもよいでしょう．早期に心房細動を停止したい場合，抗不整脈薬の血中への速やかな移行が求められ，かつては，その目的のため抗不整脈薬の静脈注射を行っていました．しかし，その手間や効果の観点から，現在は抗不整脈薬の頓用を行うことが通常です．

ここで用いる抗不整脈薬の種類は，Naチャネルの阻害を主作用とする薬物（Vaugham-Williams 分類でⅠa群もしくはⅠc群薬；p.21，**column 02** 参照）であれば，なんでも構いません．私は，腎機能に大きな問題がない限り，薬物の吸収と血中移行速度にすぐれ，Naチャネル阻害作用しかもたないピルシカイニドを用いています．頓用後，およそ1時間以内に半数の例で心房細動が停止することが報告されています[3]．腎機能が正常であれば，ピルシカイニド 100 mg 頓用とし，腎機能低下がみられる患者では 25～50 mg 頓用に減量します．治癒ではなく QOL 向上が目的なので，投与量は多すぎないようにしましょう．

初めて抗不整脈薬の頓用を行う患者では，初回の服用時に，1時間後に問診，血圧測定，心電図記録を行い，副作用が生じていないか確認することが望ましいと思います．また，1時間後の診察時に心房細動が停止していなくても，やがては停止することを伝えます．その場合，不快な症状が残っているようなら少量のβ遮断薬を投与して，やはり 24～48 時間後に再受診を指示します．

脳卒中のリスクが 0（ゼロ）でない以上，不安をもつことも無理はありません．古い

データになりますが，持続時間が 48 時間以内の心房細動から洞調律化した患者 357 人を経過観察した報告[4] では，脳卒中が 3 人（0.8％）に生じています．ただし，すべて 80 歳以上，つまりもともと脳卒中発症のリスク因子をもつ例のみでした．それでも小さいリスクは無視できないという向きには，同時に，直接作用型経口抗凝固薬（DOAC）の頓用を組みあわせるという考えかたもあるでしょう．大出血のリスクが小さい場合，十分に理解できる方法ですが，その効果と安全性はまだ検証されていません．

今後，生活上で注意すべき点は？

本症例の病歴から明らかなように，今回の発作性心房細動の誘因は明らかに飲酒です．健常人における心房細動発作の誘因として，飲酒のほか，睡眠不足，精神的ストレス，肉体的ストレス，低カリウム血症があげられています．アルコールを控え，よく睡眠をとり，精神的・肉体的に無理しないよう，そして，野菜や果物をよく摂取するようアドバイスすることは理にかなっています．

また，今回は初発の心房細動発作です．再発するかどうかは，今後の生活習慣に依存することは間違いありません．したがって，再発が確認されない限り，抗不整脈薬の継続投与やカテーテルアブレーション治療を行うことは適切ではありません．これは，「発症しないかもしれない病気に対する積極的治療」という，行うべきでない医療行為にあたります．

■文献
1）Yamashita T, et al.: Circulation, 96: 1537-1541, 1997.
2）Azpitarte J, et al.: Eur Heart J, 18: 1649-1654, 1997.
3）Atarashi H, et al.: Am J Cardiol, 78: 694-697, 1996.
4）Weigner MJ, et al.: Ann Intern Med, 126: 615-620, 1997.

column 01 抗不整脈薬の催不整脈作用

　不整脈を抑制する目的で投与した抗不整脈薬の作用により，新たな別の不整脈（多くは心室性不整脈）が惹起されることがあり，これを催不整脈作用とよんでいます．

　心房細動の洞調律化や再発予防のために投与した抗不整脈薬により，心室頻拍・心室細動などの致死的不整脈が生じることは，なかなか考えにくいかもしれません．しかし，私自身が主任研究者として行った医師主導型治験 J-BAF study では，持続性心房細動の停止目的で投与したベプリジル実薬投薬群の 49 例中 2 例で心室頻拍・心室細動が生じ，1 例は突然死に至りました[1]．

　現在，よく用いられている I 群抗不整脈薬でさえ，年間 0.5% 未満ですが，心室性不整脈の発生や突然死が報告されています[2]．未診断のものも含めて基礎疾患があるほか，抗不整脈薬の血中濃度が高くなると致死的不整脈の発生リスクが高いと考えられていますが，事前にそれを考慮しても，発生を完全に 0 にすることは難しいというのが実感です．

■ 文献
1 ）Yamashita T, et al. (J-BAF Investigators): Circ J, 73: 1020-1027, 2009.
2 ）Friberg L: Am Heart J, 205: 118-127, 2018.

column 02 Vaugham-Williams 分類

　抗不整脈薬には数多くの種類があり，そのすべての特徴や作用を理解することの困難さは今に始まったことではなく，その苦労は 1970 年代まで遡ることができます．そのようななか，Vaugham Williams と Singh によって提唱された抗不整脈薬の分類が「Vaugham-Williams 分類（ヴォーン・ウイリアムス分類）」です．

　Vaugham Williams 博士は，心臓電気生理学者で，PubMed で論文検索すると抗不整脈薬関連だけで 42 編の論文を発表されています．抗不整脈薬が続々と開発されていくなか，それらの薬理作用を研究し，教育的な意味も含めて分類していったという歴史を垣間見ることができます．その結果は，薬理学の教科書に掲載されているため，学生時代にすでに一度は見ているはずですが，自分も含めて多くの人ができれば避けたいと感じたはずです．

◆ Vaugham-Williams 分類

分類	作用	主な薬剤
Ⅰa 群	Na^+透過性抑制 活動電位の立ち上がり速度抑制 活動電位持続時間：**延長**	プロカインアミド，ジソピラミド，キニジン，シベンゾリン，ピルメノール
Ⅰb 群	Na^+透過性抑制 活動電位の立ち上がり速度抑制 活動電位持続時間：**短縮**	リドカイン，メキシレチン，アプリンジン
Ⅰc 群	Na^+透過性抑制 活動電位の立ち上がり速度抑制 活動電位持続時間：**不変**	プロパフェノン，フレカイニド，ピルシカイニド
Ⅱ群	アドレナリン β 受容体の遮断	プロプラノロール，メトプロロール，ビソプロロール，カルベジロール　ほか
Ⅲ群	K^+透過性抑制 活動電位持続時間：**延長**	アミオダロン，ソタロール，ニフェカラント
Ⅳ群	Ca^{2+}チャネル遮断	ベラパミル，ベプリジル，ジルチアゼム

[Vaughan Wiliams EM: Classification of antiarrhythmic drugs. Symposium on cardiac arrhythmias, Elsinore, Denmark 1970, p.449–472, AB Astra, 1970 を参考に作成]

　私も，心臓電気生理学者という立場なので，心筋細胞の活動電位という着眼点はわかるのですが，この分類にはそのほかに薬理学的視点も混じっていて，結構アバウトなわりに複

雑です．しかし，Ⅰa群抗不整脈薬やⅠc群抗不整脈薬は上室性不整脈・心室性不整脈の両
方に効き，Ⅰb群抗不整脈薬は心室性不整脈にしか効かないという経験則とうまく呼応する
ことから長く重宝されたのでしょう．

　しかし，時代とともに心臓電気生理学が進歩し，活動電位だけではなく，もっと精密に
イオンチャネルやイオンポンプなどの分子レベルの観点から抗不整脈薬を再分類しようとい
う機運がもたらされ，1991年に「Sicilian Gambit」が提唱されました．これは学問的に
はより正確な分類だったかもしれませんが，臨床的な経験との一致性がもはや見いだされず，
自然にすたれてしまったのが実情です．

　私自身は30代のころに心臓電気生理の基礎研究に携わっていたことから，これらの分類
には愛着があります．しかし，臨床現場の視点では，これらの分類は不要と思います．Naチャ
ネル遮断薬，Caチャネル遮断薬，Kチャネル遮断薬という大まかな分類で十分でしょう．
しかし，これにβ遮断薬を加えると，実はVaughan-Williams分類の大きな枠組みそのも
のであることに，ある種の感慨を覚えています．

Case 3
健康診断で偶然見つかった発作性心房細動

症例

　64 歳男性．これまで大きな疾患の既往はなく，現在は軽度の脂質異常症で経過観察中．毎年健康診断を受けており，昨年まで心電図異常はみられなかったが，今年受けた心電図検査で「心房細動」を指摘され，精査目的で紹介された．動悸，息切れなどの自覚症状は全くない．受診時には血圧 132/84 mmHg，脈拍 72/分・整，心電図は正常洞調律であった．心臓超音波検査，運動負荷試験，24 時間心電図検査を行ったが，いずれも異常を認めない．

　この症例に対して，どのように対処するか？

Suggestions

❶　経過観察
❷　抗不整脈薬を開始する
❸　抗凝固薬を開始する
❹　カテーテルアブレーション治療を勧める

❶ 経過観察

　本例では，脳梗塞のリスクがないため，患者指導が中心となります．もし脳梗塞のリスク因子をもつ患者であれば，抗凝固療法を開始します．

　患者指導では，現在は自覚症状を感じていないものの，やがては進行し，慢性化するという予想を患者に共有してもらい，時間経過に応じて抗凝固療法を開始する必要があると伝えます．その後の定期的な心電図記録で2度続けて心房細動が記録されたとき，患者の方から「先生，そろそろカテーテルアブレーション治療を受けた方がよいでしょうか？」という言葉が引き出せたなら，理想的な教育効果の賜物だと思います．しかし，無症状なので，侵襲的な治療の開始はできるだけ引き延ばしたいと考える患者が多いかもしれません．

　いわゆる，偶然に無症候性発作性心房細動が健康診断でとらえられたという症例です．2000年以前，このような紹介はあまりなかったのですが，最近はめっきり増えてきました．世の中に，「心房細動」のもつ将来的なリスクが徐々に知れ渡ってきたためでしょう．ただ，患者本人はどうして紹介されたのか疑問に思っていることも多いようです．

無症状の心房細動患者ってどのぐらいいる？

　心房細動患者は，日本全国に約100万人存在するというのが通説ですが，これは健康診断の成績に基づいた成績で，そのほとんどはいわゆる慢性（持続性，長期持続性，永続性）の心房細動です．そのほかに，発作性心房細動患者がいるわけですが，慢性と発作性はほぼ同数という疫学的報告が多いため，合計すると

心房細動患者は日本に約200万人いるだろうと考えています.

　しかし, この数字のなかにカウントされていない病態が, 自覚症状のない発作性心房細動です. 本症例のように, 偶然に受けた検査でたまたま見つかったという以外に心房細動発見の機会がないため, その正確な患者数は不明です. このような無症候性の患者もあわせれば, 日本の心房細動人口は200万人以上ということになるのでしょう.

　一方, 医療現場で発見された心房細動に限ると, 症状のない心房細動はおよそ50%存在すると考えられています. 心臓血管研究所付属病院では, 初診の心房細動患者のうち無症候例が約40%, 発作性心房細動に限っても, 同様の数字でした[1,2]. 一方, 視点を変えて, 心房細動に由来する脳卒中を発症した患者を調査すると, 福岡で行われた登録研究では, 54%は脳卒中の発症以前に心房細動と診断されていましたが, 残る46%は心房細動という診断がなされていなかったとされています[3]. 想像になりますが, この46%は無症状だったために診断されていなかったのだろうと仮定すれば, 両者の数字は酷似しているでしょう. このようなことから, 心房細動の約半数は無症状であると考えられています.

　同じ心房細動なのに, なぜ症状のある患者とない患者がいるのか, 私自身も長いあいだ考えてきましたが, いまだもってその解答は得られていません.

初発の発作性心房細動の将来とは？

　本症例について, 「初発の発作性心房細動」と書きましたが, 正確に言えば「初めて検出された発作性心房細動」であり, p.15のCase 2とは事情が異なります (p.29, column 03参照). 無症状の患者の場合は, もしかすると昔から心房細動発作を生じていて, 今回たまたま見つかっただけという可能性も高いことでしょう. このような患者に, 「初発」という言葉は似つかわしくありません.

1990 年代に，初発の発作性心房細動を追跡調査した報告があります[4]．心電図検査で発作性心房細動が認められたうち，約 80% の患者が有症候性で，かつ平均年齢は 60 代前半でした．このような患者の場合，3 年間の心房細動再発率はせいぜい 50% に過ぎませんでした．つまりかつては，約半数の発作性心房細動の患者は再発しないと考えて，その診療方針を組み立てていました．

しかし，社会が高齢化し，この情報も揺らいできています．無症候性の心房細動患者まで対象にし，さらに高齢者まで含まれた成績を探してみると，考えかたを少し変えなければなりません．Framingham study に，初めて心房細動が記録された患者のその後を追跡した報告があります[5]．ここでは，症状の有無にかかわらず，初発の心房細動が記録された症例がスクリーニングされていますが，その平均年齢は 70 代前半でした．

◆ **心房細動が初めて検出された患者における観察期間ごとのイベント発生割合**
（Framingham study）

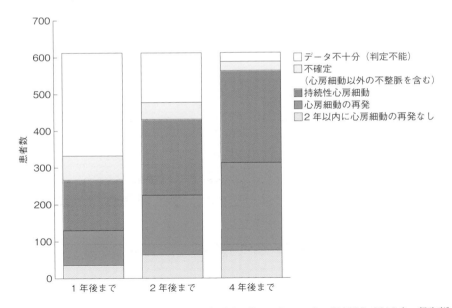

[Lubitz SA, et al.: J Am Heart Assoc, 2: e000126, 2013 を一部改変]

　そして，4年後にはそのほとんどが発作性もしくは持続性心房細動に移行しており，心房細動の再発を認めなかった例はわずか10％に過ぎなかったということです．

　「初発」という言葉は同じですが，若年で発見される有症候性発作性心房細動と中高齢者の無症候性発作性心房細動の特徴は違うと考えた方がよさそうです．

無症候性発作性心房細動に対する考えかた

　このような無症候性の発作性心房細動を経過観察すると，時間はかかっても，やがて心房細動が記録される頻度が増加し，その後，持続性に移行することが多いというのが実感です．心臓血管研究所付属病院を受診した無症候性発作性心房細動の経過観察（初発，再発を含む）でも，年間約6％が心房細動の持続化をきたし，4年後には約25％が持続性心房細動となっていました．そして，本人にはこの期間，全く自覚症状がありません．自覚症状のある発作性心房細動の場合，発作があると患者が報告してくれるので，ある意味，医療者は待っていればよいのですが，無症状であれば，患者が自ら病院を受診して医療者がそれを評価するという機会さえ失われかねません．その意味で，無症候性の発作性心房細動患者と出会ったときには，「定期的に経過を観察することがきわめて重要である」ことをしっかり伝えることから始めるべきでしょう．

　いつ心房細動発作が再発しているとも限らないので，患者背景に応じて，脳卒中リスクがあれば抗凝固薬による脳梗塞予防を開始します．この場合は，抗凝固薬の処方を目的に定期的な受診が誘導されるため，適宜検査を行い，心房細動の経過を知ることが容易になります．一方，脳梗塞リスクがない場合は，心房細動の経過観察目的の定期的な受診は，患者に対する教育とそれによって育成された患者のモチベーションのみが頼りとなります．

やがて心房細動が進行することが予想されるなら，早いうちから抗不整脈薬の投与，もしくはカテーテルアブレーション治療を行った方がよいのではないかという考えかたは論理的です．ただ，いずれの治療を行ったとしても，その効果はどのように判定できるのでしょう．症状がなく，そもそも発作性心房細動であれば心電図の多くは洞調律なので，実際には効果がない治療も，効果があったと誤解されてしまうかもしれません．そもそも，このような予防的治療には，患者が乗り気でないことが多く，副作用でも生じればかならず後悔することになるでしょう．論理と実際は得てして矛盾することが多いのです．

現在のカテーテルアブレーション治療は，持続性心房細動になっても，移行して間もなくであれば，発作性心房細動に対するものとほぼ同等の効果を発揮してくれます（p.31, **column 04** 参照）．さらに，持続性心房細動に対するカテーテルアブレーションであれば，その効果は心電図検査ですぐに正しく判定できます．したがって，私は慢性化したと評価できた時点（つまり，記録できる心電図の多くが心房細動となった時点）で，すぐにカテーテルアブレーションに進められるよう，準備しておくという気持ちで対処しています．そのためには，定期的に患者に会い，継続的に心電図記録をしておくことが重要です．

慢性化率は年率6%であるため，慢性化するまでに10年以上経過した患者もいます．ただし，10年間，心電図検査で経過観察を続けた患者の場合は，この10年のあいだに進歩したカテーテルアブレーション技術の恩恵を享受することになりました．侵襲的治療が，時間経過とともに発展していくことも忘れてはなりません．

■文献
1）Senoo K, et al.: Circ J, 76: 1020-1023, 2012.
2）Senoo K, et al.: Circ J, 78: 1121-1126, 2014.
3）Nakamura A, et al. (Fukuoka Stroke Registry Investigators): Cerebrovasc Dis, 42: 196-204, 2016.
4）Humphries KH, et al.: Circulation, 103: 2365-2370, 2001.
5）Lubitz SA, et al.: J Am Heart Assoc, 2: e000126, 2013.

‹column‹03 心房細動の分類

　古く，心房細動の分類は，「発作性心房細動」と「慢性心房細動」の2種類しかありませんでした．また，「初発」という用語も，時に修飾語として慣例的に用いられていました．そのようななか，2001年，米国心臓病学会（ACC），米国心臓協会（AHA），欧州心臓病学会（ESC）の3学会が合同で心房細動に関する診療ガイドラインを発表し，世界に大きなインパクトを与えることになります[1]．

　世界で初めて発表された心房細動の診療ガイドラインであり，ACC，AHA，ESCが合同で作業にあたったということで，私も当時，最高のテキストとして読みあさったことを覚えています．そして，このガイドラインで，心房細動の系統的分類が初めて正確に記載されました．

　このガイドラインでは，これまで「初発の心房細動」とされていたものは，検査上で初めて発見されたものであって，かならずしも真の初発ではない可能性も高いことから，「初めて検出された心房細動（first-detected atrial fibrillation）」という名前となり，この心房細動が発作性か，持続性かは，その後の経過で決定するとしています．さらに，発作性心房細動（paroxysmal AF）は自然に停止するもの（通常1週間以内に停止），持続性心房細動（persistent AF）は自然に停止しないものとし，抗不整脈薬や電気ショックを用いて洞調律となってもその定義は変えないとしました．また，電気ショックによっても洞調律とならないものを永続性心房細動（permanent AF）と定義し，電気ショックなどによる洞調律への復帰が行われず1年以上持続しているものを長期持続性心房細動（long-standing AF）として，当時の分類では永続性心房細動に含まれるとしています．以降，この分類を基本とし，その時代に応じた微調整がなされています．

　この分類は論理的で，学術情報を集積する場合に必要な分類です．アバウトな分類による研究結果は再現性が低くなるためです．一方で，状況によっては心房細動を分類しにくい，あるいはいったん分類してもすぐに分類し直さなくてはならないなど，便宜性に欠けるというきらいはあるかもしれません．したがって，学術的な議論の場ではこの分類法が用いられているものの，臨床現場では「発作性」「慢性」「初発」などの用語がまだ使われているのが実際です．臨床現場は，つねに学術的である必要はなく，使いやすいということにも十分な

column 03

価値があります．ただし，不明瞭な定義によるミスコミュニケーションは避ける努力が必要になるかもしれません．

■文献
1）Fuster V, et al.: ACC/AHA/ESC Guidelines for the Management of Patients With Atrial Fibrillation. Circulation, 104: 2118-2150, 2001.

◇column 04　カテーテルアブレーション

　発作性心房細動に対するカテーテルアブレーション（経皮的カテーテル心筋焼灼術）は，ここ20年間に費やされた多くの方々の努力によって，今や確立された標準的治療となりました．これには，臨床医の経験・技術向上ももちろんですが，カテーテルアブレーションに用いる機器に関わるさまざまな医用工学的発展も大きく寄与しています．

　心房細動へのカテーテルアブレーション治療では，一般的に，4本の肺静脈を心房から電気的に隔離します．また，この治療は，発作性心房細動だけでなく，持続期間が短い持続性心房細動にも同様の効果をもつと知られています．ただし，たとえば数年に及ぶほど長く持続している持続性心房細動の患者では，心房内にも病変が浸潤しているため，肺静脈の電気的隔離のみでは，治療成功率は見劣りします．そのため，さまざまな追加焼灼法が考案されていますが，その妥当性はいずれも証明されていません．現時点では，このあたりは熟練者の技に任せるといったところでしょう．

　標準的治療となったカテーテルアブレーションですが，まだ安心できない点が1つ残されています．最近，米国でのビッグデータ解析から，2010〜2015年に心房細動に対するカテーテルアブレーション治療を受けた18歳以上の患者における術後の早期死亡率（術後30日以内の全死亡率）が明らかになりました．そして，その報告は，早期死亡率が平均で0.46％にも及ぶという衝撃的なものでした[1]．心房細動の治療法が，200人に1人が亡くなるようなものであってはならないはずです．しかも，この報告では2010年以降，年を経るごとに死亡率が上昇しつつあると警鐘を鳴らしています．ただし，これまでのカテーテルアブレーション治療に関する研究報告のほとんどが，アブレーション実施件数の多い，熟練したハイボリュームセンターでの解析結果であったのに対し，この報告は症例数の少ない施設までも含めたビッグデータの解析結果であったことが大きなミソです．加えて，近年は対象となる患者の平均年齢が高くなり，合併疾患が多くなったことも影響していると，この報告は指摘しています．

　日本ではこのような高い死亡率は決して生じていませんが，心房細動に対するアブレーション後の早期死亡が全くないとは断言できません．その点では，どのような施設で行うかという選択も，アブレーションを施行するうえできわめて重要だと思います．これには，熟

column 04

練した術者が治療にあたることはもちろんですが，病院管理者という私自身の経験からは，医師個人の経験や技術だけでなく，その医療機関がどのような医療安全体制を維持できているかという点も見過ごせないと思っています．

■文献
1）Cheng EP, et al.: J Am Coll Cardiol, 74: 2254-2264, 2019.

Case 4
十数年持続する慢性心房細動

症例

　77歳男性. 十数年以上前に慢性心房細動を指摘され, 以来, 薬物治療を受けてきた. とくにこれまで症状はなく, 入院歴もない. 今回, 転居に伴い, 今後の継続的な受診と処方を目的に, 紹介状を持参して来院した.

　血圧134/68mmHg, 脈拍90/分・不整. 胸部X線写真では心胸郭比（CTR）55%, うっ血所見なし. 12誘導心電図：心房細動, 心拍数98/分. 血液検査ではeGFR 44mL/分/1.73m², Ccr 51mL/分, BNP 188pg/dL. このほかに特記すべき異常は認めない.

　これまでの処方は, ジゴキシン1日0.125mg, ダビガトラン1日220mgである. 今後, 将来を考えたときに, この処方のままでよいか？

Suggestions

❶　現在の処方を継続する

❷　抗凝固薬を変更する

　　Ⓐリバーロキサバン　Ⓑアピキサバン　Ⓒエドキサバン　Ⓓワルファリン

❸　ジギタリス製剤を変更する

　　Ⓐ処方を中止する　Ⓑβ遮断薬　ⒸCa拮抗薬

❹　他の薬物を追加する

❺　電気ショック, もしくはカテーテルアブレーション治療を勧める

❷-Ⓒ および ❸-Ⓑ

　本症例では，抗凝固薬をエドキサバンに，ジギタリスを β 遮断薬（ビソプロロール 1 日 1.25mg，もしくはカルベジロール 1 日 5mg）に変更しようと考えますが，変更時期としては，患者との信頼関係が構築されたのちに行います．加齢の進行，服薬アドヒアランスの維持などを考慮した変更です．

　なお，十数年持続している心房細動であり，そのあいだ心血管イベントが発生していないばかりか，積極的な心房細動の停止により洞調律を維持できる見込みはなく，電気ショックやカテーテルアブレーション治療は考慮しません．

　昭和の時代から，このような例はたくさん経験してきました．無症状の孤立性心房細動として発見され，高齢化したという症例です．かつては，ジゴキシン0.25mg とアスピリンが定番の処方でしたが，今では様変わりです．私自身の場合，本症例では，患者から前医への信頼感も考慮して，まずは処方を変えないで診療を継続します．これまで症状もなく安定しているため，初めは時間をかけながら，自分への信頼感をもってもらうようにするでしょう．そのようにしながら，さて，本症例の処方は適切なのか，心のなかで方針だけは決めておくようにします．

抗凝固療法の選択にベストはあるだろうか？

　本症例は，高齢かつ永続性心房細動という脳梗塞リスク（p.43，**Case 5** 参照）を有する心房細動で，抗凝固薬は必須です．使用できる抗凝固薬がワルファリン

のみであった時代は，処方するか，しないかという2つの選択肢しかありません
でした．現在は，それに加えて4つの直接作用型経口抗凝固薬（direct oral
anticoagulant；DOAC）が加わり，5つもの選択肢がある時代となっていま
す．選択肢が多いほど，選択に迷いが生じ，決定が難しくなります．もしも選
択肢のなかにベストなものが存在するはずだと考えるならば，5種類の薬物があ
る場合，2つずつの薬剤比較を計10回行い，さらにそれを総合的に判断する必
要が生じます．しかし，そのようなプロセスを一人ひとりの患者で行うことは不
可能です．

　このようなことを考えつつ，約10年間迷いながら診療を行ってきました．そ
のうえで，私の現在の方針は，ほぼ反射的ともいえる選択になっています．

　医師はみな自分の経験をもっています．広い地域や多施設で行われる臨床研究
の結果に基づいたクリニカルエビデンスはもちろん基本として重要ですが，それ
とは別に，自分自身が出会う患者層には，診療を行う地域に基づく特徴，患者の
年齢分布，医師との付き合いかたなど，数えきれないぐらいの特殊性がありま
す．しかし，エビデンスはその特殊性に対応していません．また，DOACを用
いることができるようになった当初に比べて，その後約10年ものあいだに，そ
れぞれの医師の経験による選択肢の重みづけができてきているはずです．うまく
いかなかった，あるいはうまくいったという経験こそが，その医師の属するロー
カルな医療に適合したDOACを示唆しています．"Think globally, and act
locally"が医療だからです．

　いまやDOACは，それぞれの医師なりに処方傾向が異なっていてもよい時代
です．ただし，きわめて特殊な患者や状況でない限り，添付文書の指示に従うこ
とだけは遵守すべきです．処方する用量までも自分好みというわけにはいきませ
ん．

そのうえで，私自身の反射的な選択を，ひとつの例（これは，自分の診る患者群を前提としたものです）としてお示しします．

- ・カテーテルアブレーションを行う患者
  ダビガトラン（中和薬が存在するため）
- ・Ccr が 50 mL/分以上の患者
  リバーロキサバンもしくはエドキサバン
- ・Ccr が 40～50 mL/分の患者
  エドキサバン
- ・Ccr が 15～40 mL/分未満の患者
  アピキサバン

通常，最近では，ダビガトランを用いることはありません．患者が忘れず継続的に服用してくれることを重要視しているため，1日1回の DOAC を優先しています．しかし，クレアチニンクリアランス（Ccr）が低下した患者では，DOAC の血中濃度が高まるおそれがあり，大出血リスクが増大するため，より安全性を重視した選択としています．

なお，僧帽弁狭窄症患者，機械弁装着患者，そしてこれまでワルファリン服用時に測定された PT-INR（プロトロンビン時間–国際標準比）のコントロールがきわめて良好だった患者（ワルファリンの用量を全く変更することなく，長期にわたって PT-INR が目標値である 1.6～2.6 の範囲につねにあるという，ワルファリンが素晴らしい薬物だと実感できる患者）以外には，ワルファリンを用いることはなくなりました．なお，人工弁のうち生体弁を使用している患者に対しては DOAC を用いています．

心拍数調節の目標はどうなった？

　「ハリソン内科学」を含む1980年代に刊行された教科書では，心房細動患者の心拍数調節を目的とした薬物治療においてジギタリス（p.40, **column 05** 参照）が第一選択として記載されていました．その後，心房細動患者層の平均年齢が徐々に上昇し，過去の患者層よりも腎機能が相対的に低下するにつれて，ジギタリスの投与量を半減させるという習慣が生まれています．

　そして過去には，心房細動患者でも洞調律の場合と類似した心拍数を保つことがよいと考えられていました．ジギタリス単独の使用でまだ心拍数が高いと考えた場合には，Ca拮抗薬，β遮断薬を加えて，心拍数70/分前後を目指していました．それでも当時は，悪いことはそうそう起きず，だからこそ心房細動の心拍数はあまり臨床的に問題とならなかったのです．せいぜい，頻脈性心房細動が原因で心不全を起こす患者が散見されたぐらいで，そのような患者を経験すると，心房細動の心拍数はむしろ低めが安心と感じるぐらいでした．

　しかし，時代は大きく変わりました．実証されていませんが，その変化には，心房細動患者の高齢化，そして，左室駆出率の保たれた心不全（HFpEF）患者の増大が関与しているように思います．2010年に報告されたRACE Ⅱ試験の結果からは[1]，安静時心拍数80/分未満を目指す厳格な管理よりも，90〜115/分でよいとする緩やかな心拍数管理が決して劣らないばかりか，むしろ予後がよいかもしれないという驚くべき結果がもたらされ，医療者の考えかたを変革しています．

　当時，RACE Ⅱ試験の結果はクリニカルエビデンスとして納得できるものの，それをそのまま即時に臨床診療へ応用することには抵抗感をもった医師が多く，自分もその一人でした．しかし，自分の診療現場における患者データから，心房細動患者の安静時心拍数と，将来の心血管死，心不全発症と関連するマーカーで

ある運動耐容能（p.41，**column 06** 参照）の関係 [2] を知り，診療姿勢が変わりました．

◆ **安静時心拍数と運動耐容能**

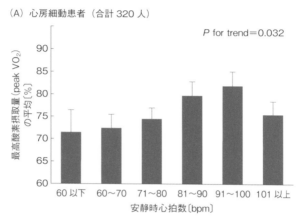

（A）心房細動患者（合計 320 人）

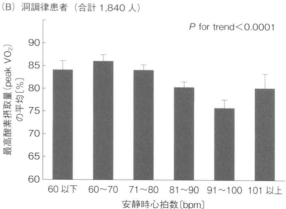

（B）洞調律患者（合計 1,840 人）

[Kato Y, et al.: Eur J Prev Cardiol, 23: 1429-1436, 2016 を一部改変]

グラフを見てください．洞調律患者では，心拍数 60〜70/分の患者群で最も運動耐容能が高いわけですが，この関係は心房細動患者には当てはまりません．むしろ 80〜100/分の患者で運動耐容能が高いぐらいです．もちろん，この心拍

数と運動耐容能の関係には，因果の逆転やさまざまな交絡因子がありますが，少なくとも洞調律と同じような心拍数ではなく，少し高めでもよいことを教えてくれるでしょう．

　心房細動では洞調律に比べ，1回拍出量が20〜30%減少すると聞いたことがあるはずです．ならば，1分間の心拍出量を維持するには，心拍数は20〜30%分の不足を補えるように，増加させなければならないはずだと考えるようにしています．きっと，心房細動患者に若年者が多く，HFpEFが少ない時代には，このようなことを考えなくても，余力のある心臓が適応してくれていたのだと思います．

　おそらくそれぞれの患者ごとに適した安静時心拍数はあるはずですが，それを正確に知る方法はありません．ならば，症状がない限り，90/分程度の高め設定から開始すればよいとして診療を開始し，心不全などが起きない限りはその心拍数は至適であると考えるようにしています．ジギタリスの心拍数抑制効果は予見不能である一方，β遮断薬の心拍数抑制効果に関しては日本人の臨床効果が報告されている[3,4]（ビソプロロール1日2.5mgで心拍数を約12/分抑制，カルベジロール1日5mgで約7/分抑制できる）ことから，β遮断薬を用いることが多くなっています．

■文献
1) Van Gelder IC, et al. (RACE II Investigators): N Engl J Med, 362: 1363-1373, 2010.
2) Kato Y, et al.: Eur J Prev Cardiol, 23: 1429-1436, 2016.
3) Yamashita T, et al.: J Cardiol, 62: 50-57, 2013.
4) noue H, et al.: J Cardiol, 69: 293-301, 2017.

05 ジギタリス

ジギタリスは，古く民間療法で用いられてきた薬草のなかから 18 世紀に発見された薬物です．発見後はおもに浮腫の治療に用いられていましたが，19 世紀には不規則な脈の徐拍化作用があることが発見され，それ以来長いあいだ，心不全および心房細動の治療に用いられてきました．

しかし，1997 年に慢性心不全患者を対象とした DIG 試験[1]の結果が公表され，そのイメージが一変しました．ジギタリスは心不全入院を若干減少させるが，死亡率は減少させないと報告されたのです．さらに，そのサブグループ分析で，血液中のジゴキシン濃度が 0.5〜0.8 ng/mL では死亡率が減少するものの，1.2 ng/mL 以上になると増加することが判明し，以来，ジギタリスは心不全治療薬というより，むしろおもに低用量で心房細動患者に用いる薬剤となりました．

しかし，心房細動患者を対象にした AFFIRM 試験のサブ解析[2]により，ジゴキシンを使用していた心房細動患者の予後が悪い（全死亡リスクが増大した）ことが判明したのを契機に，ジゴキシンの旗色はいっそう悪くなっていきます．ただし，このサブ解析は介入試験ではなく，また，これまでに心房細動患者を対象としてジゴキシンの効果を検証した無作為化比較試験はないので，本当のところはわかりません．もともと背景が不良な患者ほどジゴキシンを処方されやすいため，観察研究では，ジゴキシンの投与は単純に状態の悪い患者を示す指標でしかない可能性も残されているからです．しかし，この結果を知ってしまっては，なかなか心房細動患者に積極的に用いようという気にはならないでしょう．

一方で，一時期ジギタリス服用患者でジギタリス中止を積極的に行ってみたことがあるのですが，なんとなく動悸が生じるようになったという訴えで再開せざるを得なかった症例の記憶も思い出されます．歴史に根差したなんともミステリアスな薬剤です．

■ 文献
1）Digitalis Investigation Group: N Engl J Med, 336: 525-533, 1997.
2）Whitbeck MG, et al.: Eur Heart J, 34: 1481-1488 2013.

column06　運動耐容能

　心臓電気生理学，不整脈を専門としてきた私自身にとって，心不全や心臓リハビリテーション領域におけるゴールドスタンダードである「運動耐容能」は縁遠い概念でした．1990 年代では，心房細動患者の平均年齢は若く，臨床的に大きな課題になっていたのは発作性心房細動の症状であって，慢性心房細動患者があまり症状を訴えることはなかったからです．もちろん，この時期にきちんと自分が問診できていたかどうかは，今となってはわかりません．

　しかし，2000 年代後半より，心房細動患者が高齢化，多様化し，症状の有無の判別も難しくなってきました．このとき，初めて価値の高い判断ツールとして心肺運動負荷試験（cardio-pulmonary exercise testing；CPX）という検査を認識することになりました．現在では，持続性心房細動で私の外来に紹介された場合，ほぼ全例でこの検査を施行しています．マスクをしながら運動してもらうという若干手のかかる検査ですが，運動に対する心拍応答と最高酸素摂取量（peak VO_2）を同時に測定できるのが強みです．患者自身は無症状だという認識でも実際には運動耐容能が低下していたり，逆に，患者は息切れを感じると訴えていても年齢以上の運動耐容能が保てていたりと，持続性心房細動患者の多様性を感じることができ，問診を補佐する客観的で有力な情報を与えてくれます．

　たとえば，ある無症状の持続性心房細動患者では，検査時に peak VO_2 の低下がみられたため，アブレーション治療を勧めたところ，施行後に心房細動がなくなって初めて，実際には無症状ではなく患者がこれまで無意識に負荷がかからないよう生活範囲を狭めていただけであることがわかったという経験もありました．また，この検査によって，患者の運動耐容能を低下させている要因が運動に伴う心拍応答の不良（十分に心拍数が増加していないこと）だとわかり，それまで処方されていた β 遮断薬を中止することで，まったく息切れがなくなったという経験もありました．

　ちなみに，peak VO_2 は循環器疾患患者における強力な予後の指標であり，心移植の適応基準のひとつにもなっていることがよく知られています．

Case 5

高血圧を伴う発作性心房細動

症例

　62歳男性. 10年以上前に高血圧と脂質異常症を指摘され, 以来, 外来管理を受けていた. 一昨年には発作性心房細動が生じ, 抗不整脈薬の投与が開始され, 現在月に1, 2回, 数時間持続する発作がみられる. かかりつけ医は抗凝固薬の服用ならびにカテーテルアブレーション治療を勧めた. しかし, 患者は, 継続服用に伴う出血リスクが不安で抗凝固薬を服用したくなく, カテーテルアブレーションにはなおさら踏み切れないという. かかりつけ医より, どのように考えて今後の方針決定をするべきかという相談目的で紹介となった.

　身長168cm, 体重66kg, 血圧126/82mmHg. 基礎心疾患はなく, Ccr 78mL/分. 現在処方されている薬剤は, アムロジピン1日5mg, ロスバスタチン1日2.5mg, ピルシカイニド1日150mgである.

　本症例に対して, どのように対処するか?

Suggestions

❶　抗凝固薬を処方する

❷　カテーテルアブレーション治療を強く勧める

❸　患者の意向を受容する

❸ 患者の意向を受容する

　単純にただ患者の意向を受容するのではなく，将来的に患者が行動変容を起こすための心の準備状態が形成されるような対話を行います．本症例では，抗凝固療法およびカテーテルアブレーション治療は適切な治療選択ですが，今すぐに行わなければならない状況でもありません．65歳までには抗凝固薬の服用を開始することが，また，発作性心房細動が慢性化するまでにはカテーテルアブレーションを行うようにした方が，将来的に得をするという情報を知ってもらうと，やがてはその情報が患者のなかで熟成されていくことが多いと思います．

　心房細動による脳卒中の予防の重要性，および心房細動に対するカテーテルアブレーション治療の有効性は，広く知れ渡るようになりました．この症例で，かかりつけ医は適切な治療法を推薦していますが，患者の同意・意思決定の面でうまくことが進んでいないようです．どのようなよい治療についても，医師と一般市民のあいだには知識や考えかたの差があります．たとえば，「すべき（should）」と「した方がよい（better）」は，医療者にとってそれほど大きな差はないかもしれません．しかし，市民にとっては，「すべき」だと断言できないなら，「しない」という選択肢も十分にあるように思えるからです．

脳梗塞リスクをどのように考えるか？

　心房細動患者の脳梗塞発症リスクを，CHADS$_2$スコア，あるいはCHA$_2$DS$_2$-VAScスコア（p.51, **column 07** 参照）で判定するという考えかたが発展し，日本を含む全世界の診療ガイドラインに採用されています（p.53, **column 08**

参照)．わが国の「不整脈薬物治療ガイドライン」[1]では，心房細動患者におけ
る心原性塞栓症のリスク評価法として CHADS$_2$ スコアが採用されています．抗
凝固薬の投与は，1 点以上では DOAC「推奨」，0 点でもそれ以外のリスク因子
(心筋症，年齢 65〜74 歳，血管疾患，持続性・永続性心房細動，腎機能障害，
低体重，左房径＞45 mm，プラーク・末梢動脈疾患)があれば DOAC・ワルファ
リン共に「考慮可」とされています．

　基本的に，医師という立場であれば，「考慮可」以上の患者背景をもつ例には
抗凝固薬服用を勧めることが，適切な医療です．そして，患者がそれを抵抗なく
受け入れてくれれば，そこには何の問題も残りません．一方で，一般市民にとっ
てみれば「考慮可」は書いて字のごとくであり，"かならず服用しなければならな
い"とは言っていないため，"服用しない"という選択肢もあるのだろうと考
える人がいるはずです．

　では，一歩下がって，抗凝固薬の適応に関するガイドラインの記載のなかで，
「すべき」とされていることは何でしょう．実は，1 つもありません．心房細動
患者の脳梗塞発症リスク評価の際の「CHADS$_2$ スコアの使用」ですら，Minds
推奨グレード B の「科学的根拠があり，行うよう勧められる」に位置づけられ
ていますが，"このスコアで判定すべき"とまでは書かれていません．したがっ
て，一般市民がこのガイドラインを読んだ場合，医療者が受ける印象とは異なる
印象をもつ人たちがある一定数いるはずです．それは，知識の違いが生じさせる
当然の結果であり，そのために医師と市民のあいだに認識のギャップが生じえる
のです．

　1980 年代の高血圧治療がそうでした．医師と市民のあいだに，血圧に関する
意識のずれがあり，医師が行おうとする治療を市民がそのまま受け入れることは
少なかったと記憶しています．その後，血圧管理に関する啓蒙活動が 20 年以上
行われ，市民の高血圧に対する認識が高まり，認識のギャップは縮まりました．
一方，抗凝固療法は，降圧薬に比べると歴史が浅く，そのまま一般市民のすべてが

医師の推薦どおりの治療方針を受け入れるには，まだ時間がかかるのでしょう．

　では，抗凝固療法に関する医師と患者の意識のずれを，どう埋めればよいのでしょう…．これが本症例が抱える本質的な問題ですが，この問題に対する唯一無二の解答はなく，担当する医師によって方法は違うでしょう．私は，医師として自分が譲れない一線を認識したうえで，患者を辛抱強く指導し，一線を越えない限りは患者の意向を受け入れることにしています．心房細動が引き起こす脳卒中に関する情報提供と患者教育は重要ですが，それだけでは不十分です．人間は，知ることと行うことがかならずしも一致しないという特徴をもっています．一生懸命教育しても，無駄だったということは数知れず経験しました．それは患者の理解力だけに責任があるのではなく，自分の教育や説得が力不足であると認めざるを得ません．

　しかし，患者の意向どおりの選択を医師がすべて受容するわけにもいかないでしょう．そのために，医師としての最後の一線を引いています．現在のCHADS$_2$スコアおよびCHA$_2$DS$_2$-VAScスコアは，さまざまな限界を内包しています．実際，日本で行われた3つのコホート研究（J-RHYTHM registry, Shinken Database, Fushimi AF study）を横断した解析によると，抗凝固療法を受けていない日本人心房細動患者では，脳卒中発症のリスク因子は，①75歳以上，②脳卒中・一過性脳虚血発作（TIA）の既往，③高血圧の3つにすぎません[2]．つまり，前出のリスクスコアの評価項目のなかでこれら3つこそが重要です．このなかで，「高血圧」というリスク因子だけ，降圧を強めることで回避できる可能性が高いとされています[3]．

　その後，さらに他の日本のコホート研究を加えて，前出の3因子より弱いリスク因子として，④慢性心房細動，⑤やせ（BMI＜18.5）の2つが抽出されています．この2つは次に重視するべき脳卒中リスクとなるので，抗凝固療法を開始してもよいという基準となります．

　ここまでより，一般的な心房細動患者の診療において，私にとってこれ以上は絶対に譲れないという境界線は，「❶年齢（75 歳以上），❷脳卒中・TIA の既往，❸管理不良となる可能性のある高血圧のリスク因子をもつ患者を診たとき」です．これを見過ごしてまで患者の意向をすべて受容することはないという気持ちで診療にあたっています．

　「年齢」は連続性変数ですから，ある誕生日を境に，薬を飲む，飲まないを決めるという考えかたはナンセンスでしょう．75 歳になったらもうすでに服用している必要がある，65 歳からは服用しておいた方がベター，ならば，何歳から飲みはじめましょうか？ …これが私の落としどころです．

　本症例を CHADS$_2$ スコアで評価すれば，「高血圧」による 1 点で，ガイドライン上は抗凝固療法を「推奨」になります．しかし高血圧は，十分に管理できれば，脳卒中のリスクにはなりません．また，本症例は慢性心房細動ではなく，やせもありません．したがって，今すぐ絶対に抗凝固薬を開始しなければならない状態ではありません．そのうえで，3 年後の 65 歳までには，抗凝固薬を服用し始めておいた方がよいことを患者自身に知ってもらうようにします．今ではなく，近い将来のことを話すことが重要です．今すぐには受け入れられなくても，事前に心の準備状態を整えておくと，時間的猶予が将来の受容をたやすくするからです．さらに，現在の患者の意思を許容し，いったん医療者が引くことが，時に患者からの近づきを生むことがあります．押してばかりいると，患者はますます引いてしまいがちなことは，多くの医療者が経験していることでしょう．

カテーテルアブレーション治療の適応は
どのように考えるか？

　「不整脈非薬物治療ガイドライン」[4] では，心房細動患者に対するカテーテルアブレーション治療は，「高度の左房拡大や左室機能低下を認めず，薬物治療抵

抗性の症候性発作性心房細動」の場合に強く勧められます（推奨クラス分類でクラス I，Minds 推奨グレードでグレード A）．そのほかに勧められる条件（Minds 推奨グレードでグレード B にあたる条件）として，「症候性発作性心房細動」，「心不全を合併した心房細動」，「徐脈頻脈症候群を伴う発作性心房細動」，「症候性持続性心房細動」，「症候性長期持続性心房細動」と，自覚症状のある心房細動があげられています．本症例は，薬物治療で十分な効果を認められない発作性心房細動であり，カテーテルアブレーション治療が強く勧められる状況です．

　一方で，カテーテルアブレーション治療をいつまでに行わなければならないかという実施タイミングについては，ガイドライン上に明確な推奨は提示されていません．がんのような短期間に進行するおそれのある状態ではないため，数ヵ月を争うような手技ではないからです．

　一般的には，早期であれば早期であるほどカテーテルアブレーション後の再発率は低くなりますが，その傾向は，発作性心房細動の場合には強くなく，持続性心房細動では強いという特徴があります．つまり，持続性に移行せず，発作性心房細動でとどまっている限り，カテーテルアブレーションの成功率をそれほど気にする必要はありません．あくまでも，慢性化するまでにはカテーテルアブレーションに踏み切る方がよいという程度，つまり長期的な視点のなかで早期であればよいという考えかたで，日常臨床は十分だと思っています．

　侵襲的な治療である以上，患者の意向が重要であることは，なんら抗凝固療法と変わりません．治療に消極的な患者にカテーテルアブレーションを強制することは，どれだけ頑張っても不可能です．数多くの心房細動を診てきた者として，本症例でも，カテーテルアブレーションが適していると考えますし，おそらく近い将来には結果的にカテーテルアブレーションをすることになるだろうと思います．"今ではないが，慢性化するまでにはカテーテルアブレーションを行う"という一線を引いたうえで，将来像とカテーテルアブレーションの効果・安全性について教育するように努めます．患者に時間的猶予を与え，時間をかけて医師が

考える一線を理解してもらうことで，いずれ患者自身からカテーテルアブレーションの希望が熟成されるだろうと考えています．押しても相手が引くときには，こちらが引いて冷静になるぐらいの余裕が必要です．

　ちなみに，心臓血管研究所におけるデータですが，本症例のような症候性発作性心房細動症例を抗不整脈薬による治療だけで引っ張っても，抗不整脈薬開始後から1年ごとに約5％で心房細動の慢性化が生じ，10年後には約半数が，そして最終的には全例が慢性化することが明らかになっています[5]．この事実を伝えると，患者の気持ちがかなり変わることを，私自身は何度も経験しています．さらにいえば，発作性心房細動に対するカテーテルアブレーションは，たとえ心房細動発作を完全に抑止できなくても，この慢性化をほぼ完全に予防できることが報告されています[6]．

◆ 薬物治療中の患者およびアブレーション治療後患者における心房細動の進行

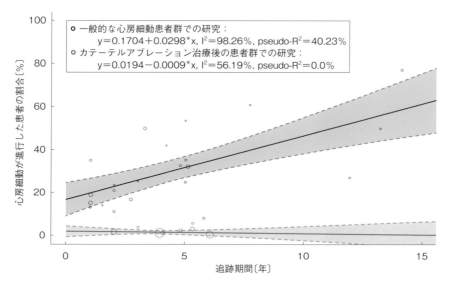

薬物治療中の心房細動患者を対象に行われた追跡調査と，アブレーション治療後の患者を対象に行われた追跡調査の結果をもとに，心房細動の進行率の解析を行った．心房細動の進行とは，発作性心房細動が持続性または永続性に移行したものを指す．各円はそれぞれの研究の結果と重みづけを表す．

[Proietti R, et al.: JACC Clin Electrophysiol, 1: 105-115, 2015 をもとに作成]

本症例で他にできることはないか？

　現在の治療内容を少しでも改善する余地はないでしょうか．考えうるひとつの候補は，降圧薬の変更です．かつて，使用する降圧薬の種類によって，心房細動の発症率，発作頻度，慢性化率が異なるのではないかと考えられてきた時代がありました．とくに RAS 阻害薬は，当時アップストリーム治療（心房細動の発生を抑制する治療）と位置づけられ，多くの期待を背負いました．しかし，数多くの研究が行われた結果，降圧薬の種類が心房細動そのものに与える直接的影響は微々たるものと考えられるようになっています．

　日本でも，本症例のような高血圧を合併する発作性心房細動患者を対象に，Ca 拮抗薬とアンジオテンシンⅡ受容体拮抗薬（ARB）の効果を比較するという J-RHYTHM Ⅱ試験（p.55，**column 09** 参照）が行われましたが，両群間で心房細動の発作回数や慢性化率に差はありませんでした[7]．つまり，降圧薬の種類ではなく，血圧値こそが発作頻度にとって重要です．また，血圧は脳卒中リスクを左右するため，血圧の目標値は収縮期血圧 120 mmHg 以下が理想的と言えるでしょう．

■ 文献
1）日本循環器学会ほか 編：2020 年改訂版 不整脈薬物治療ガイドライン．日本循環器学会／日本不整脈心電学会合同ガイドライン，2020 年 3 月 13 日発行，2020 年 11 月 30 日更新．
2）Suzuki S, et al.: Circ J, 79: 432-438, 2015.
3）Ishii M, et al.: m J Hypertens, 30: 1073-1082, 2017.
4）日本循環器学会ほか 編：不整脈非薬物治療ガイドライン（2018 年改訂版．日本循環器学会／日本不整脈心電学会合同ガイドライン，2019 年 3 月 29 日発行，2019 年 11 月 20 日更新．
5）Kato T, et al.: Circ J, 68: 568-572, 2004.
6）Proietti R, et al.: JACC Clin Electrophysiol, 1: 105-115, 2015.
7）Yamashita T, et al.: Europace, 13: 473-479, 2011.

column 07 CHADS₂ スコア，CHA₂DS₂-VASc スコア

　これらのスコアが考案されてからすでに十数年の月日が経ちました．どのような患者に抗凝固療法をすべきか，混沌としていた時代を明るく照らした歴史的なリスクスコアです．心房細動の世界を変えたと言ってもよいでしょう．CHADS₂ スコアが広く使用されるようになり，さらに，CHADS₂ スコアでは低リスクに分類されつつも抗凝固療法を開始すべきか迷う症例のリスク層別化に CHA₂DS₂-VASc スコアが考案されています．当時，抗凝固療法を行っていない心房細動患者の年間脳卒中発生率は，CHADS₂ スコア× 2%と推定できるデータもあり，患者への説明もしやすかった記憶があります．

　私はこれらのリスクスコアを広く知ってもらおうと活動していましたが，年月が経ち，抗凝固療法の普及も進んだ今，これらのリスクスコアをあらためて再考すべき時代になったと感じています．その理由は，①これらのリスクスコアは海外の古いデータに基づいたもので，現在の日本人に当てはまる保証がなく，ましてや日本人心房細動患者の年間脳卒中発生率は CHADS₂ スコア× 2%をはるかに下回っている点，②それぞれのリスク因子の定義の不明瞭さがリスクの過大評価を生みやすい点，③これらのリスクスコアは静的なものと誤解されやすく，リスクは状況に応じて刻々変化するものであることが忘れられやすい点です．とくに，②は重要なので，復習も含めてその定義をあげておきましょう．

- **心不全（C）**：左室駆出率 40%以下，もしくは半年以内の心不全入院（既往すべてや症状の有無ではない）
- **高血圧（H）**：高血圧の既往
- **年齢が 75 歳以上（A）**：CHADS₂ スコア，CHA₂DS₂-VASc スコアともに評価項目
- **糖尿病（D）**：定義なし
- **脳卒中・TIA の既往（S）**：無症候性のものは含まない
- **血管疾患（V）**：心筋梗塞の既往，末梢動脈疾患，大動脈プラーク（狭心症は含まない）
- **年齢が 65 歳以上（A）**：CHA₂DS₂-VASc スコアのみの評価項目
- **性別（Sc）**：女性

　これらの定義のなかで，誰でも正しくカウントできるものは，H（高血圧の既往），A（年齢），S（脳卒中・TIA の既往），Sc（性別）だけです．「心不全（C）」については多くの患者で過大評価されているきらいがあります．「糖尿病（D）」は主治医の裁量に任され，「血管疾患（V）」は多くの場合ステント留置後の狭心症までもがカウントされているのが実情でしょう．つまり，これらのスコアは，主治医しだいである程度上下に変動してしまうスコアであることは否めません．さらに言えば，その後の研究で，「高血圧（H）」は現在の血圧がコントロールできていればリスクとならない，「糖尿病（D）」は単に HbA1c のみでは決定できない，また「性別（Sc）」は単独ではリスクにならないことも報告されています．つまり，本当のリスク因子でないものまでもリスクに含め，さらに主治医の裁量に大きく依存するリスクスコアが，CHADS$_2$ スコア，CHA$_2$DS$_2$-VASc スコアであるという限界があります．

　一方で，臨床現場では，抗凝固療法をする・しないの決定ができればよいでしょう．つまり，日本人における脳卒中のリスク因子が何か，それを患者が有しているかどうかだけを判断すれば事足りるはずで，わざわざ加算して点数化する意味はあまりないだろうというのが，現在の自分の考えです．ちなみに，大出血のリスクスコアとして HAS-BLED スコアが有名ですが，このスコアの妥当性は対象とする集団によって大きく異なることが知られており，私は用いていません．実際に，その発祥の地である欧州心臓病学会（ESC）の最新の診療ガイドラインでは，この HAS-BLED スコアは数ある大出血リスクスコアのひとつに過ぎないという扱いで，むしろ大出血のリスク因子を網羅的に羅列するにとどめています．一方で，歴史的に大きな役割を果たしたこれらのリスクスコアは，現在でも学生・研修医の基本的学習のためにやはり大きな役割を果たしていると思います．ちょうど，12 誘導心電図の学習と実践が少し異なるのと似ているかもしれません．

column 08　ガイドラインにおける推奨

　診療ガイドラインに「推奨クラス分類：クラスⅠ」「エビデンスレベル：レベルA」と表記されている医療行為は，あらゆる患者にすべきだと感じてしまう読者も少なくないのではないでしょうか．実際，そのような講演を聞くこともあります．かつて自分もそのようにとらえていた時期がありましたが，いくつかのガイドライン研究班のメンバーとしての経験を経て，その考えは大きく改まりました．

　ガイドラインは，クリニカルエビデンスを集積し，そのうえで「推奨」を示すドキュメントですが，その「推奨」の意味を深く考えると，その難しさは想像以上です．たとえば，ここで「抗凝固療法を100人に行う場合，何回まで消化管出血の発生を許容できるか（許容すべきか）」という問題を考えてみてください．これを医師・患者に尋ねると，どのような答えになるでしょう．もし，それがある一定の範囲に収まるのであれば，そこに一定の推奨基準ができあがるでしょう．しかし，実際にはその回答は広い範囲にわたり[1]，ある一定の許容すべき基準を設けることは不可能です．「推奨」は，ある意味で個人の価値観と切り離すことができず，それを作成するときには，個人のもつ多様な価値観に対して謙虚でなければなりません．ガイドラインで「クラスⅠ」「エビデンスレベルA」と書いてあるからそうすべきであるという考えでは，「推奨」のもつ意味を理解できていないのです．

　実際，「クラスⅠ」は，「手技・治療が有効，有用であるというエビデンスがあるか，あるいは見解が広く一致している」ということを，「エビデンスレベルA」は，その根拠が「複数のランダム化比較試験，またはメタ解析で実証されたデータ」であることを意味した指標にすぎず，ここに絶対的な推奨の意味は付与されていません．ある患者を前に，その治療を選択するかどうかは，ガイドラインが示した評価を前提として医師と患者で考えなさいという意味です．「推奨」の決定要因には，臨床的アウトカムやエビデンスだけでなく，益と害のバランス，患者の価値観，コストが含まれるべきであり，そのうえで強い推奨を「すべてではなく，ほとんどの患者で受けるべき治療」，弱い推奨を「ほとんどの患者が望むかもしれないが，異なる選択肢が適切である患者もそれなりにいることに留意すべき治療」のように，具体的で正確な定義を用いて推奨を示すことが望ましいとされています[2]．最近の日本循環器学会のガイドラインでは，それに類似したMinds推奨グレードが付記されてい

ます．Minds 推奨グレードでは，グレード A を「強い科学的根拠があり，行うよう強く勧められる」治療，グレード B を「科学的根拠があり，行うよう勧められる」治療，グレード C1 を「科学的根拠はないが，行うよう勧められる」治療と定義しています．文字どおりですが，ここに，「すべての患者にすべき」と言えるまでの推奨の強さはありません．実は，現在の日本循環器学会のガイドラインでは，心房細動患者に対して抗凝固療法を行うべきか，行わないでよいかという課題に関して，グレード A の推奨はひとつもありません．

　ガイドラインの歴史は，たかだか約 20 年です．そして，その歴史のほとんどは批判と反省の上に成り立ち，現在でも満足すべき状況に至っていません．たとえば，糖尿病の領域では，さまざまなガイドラインが乱立し，さまざまな HbA1c レベルを推奨し，あるガイドラインでは他のガイドラインの批判的吟味が掲載されたことが記憶に新しいところです[3]．また，ガイドラインにある記載の半分は約 6 年で通用しなくなるため，発表された時点ですでに時代遅れになりつつあることも指摘されています[4]．もちろん，だからガイドラインはなくてもよいと言っているわけではありません．門外漢にとっては，短時間で専門外の領域の進歩にキャッチアップできる文書であることに間違いはありません．

　ガイドラインが必要であると最初に提唱した米国の IOM（Institute of Medicine；全米医学アカデミー内の 1 組織）は 1990 年に，ガイドラインを"Systematically developed statements to assist practitioner and patient decisions about appropriate health care for specific clinical circumstances"と定義しました．この定義は，ガイドラインがあくまでも医療者と患者の方針決定を補助するための文書であり，医療者と患者にこうすべきであると命じるものではないことをよく表しています．ガイドラインを使用する際には，このようなガイドラインの限界を知って，適切に活用してほしいと思っています．

■ 文献
1）Devereaux PJ, et al.: BMJ 323: 1218-1222, 2001.
2）Guyatt GH, et al. (GRADE Working Group): BMJ, 336: 1049-1051, 2008.
3）Qaseem A, et al. (Clinical Guidelines Committee of the American College of Physicians): Ann Intern Med, 168: 569-576, 2018.
4）Shekelle PG, et al.: JAMA, 286: 1461-1467, 2001.

column09　J-RHYTHM 研究

　J-RHYTHM 研究は，当時の日本心電学会（現在の日本不整脈心電学会）が主催した一連の医師主導型臨床研究で，J-RHYTHM study[1]（2003～2006 年），J-RHYTHM Ⅱ study[2]（2006～2009 年）という 2 つの無作為化比較試験（介入試験）と，J-RHYTHM Registry[3]，J-RHYTHM Registry 2[4]（2009～2013 年）という連続する 2 つの観察研究を含んでいます．私は機会あって，これらの研究すべての主任研究者となり，プロトコール作成に関わる機会を得ただけでなく，J-RHYTHM study，J-RHYTHM Ⅱ study の事務局運営を通して，大規模臨床研究の実際，その結果の解釈，そして限界などを深く学ぶことができました．もちろん，これに伴い多くの業務が重なり，それまで行っていた基礎研究を諦めざるを得ませんでしたが，それに代わる以上の貴重な経験だったと思っています．

　J-RHYTHM study は，日本人心房細動患者を対象にして，わが国で用いられる抗不整脈薬を用いた "rhythm vs. rate" の比較試験，つまり心房細動のダウンストリーム治療（発生している心房細動の制御を目指した治療）に関する無作為化比較試験でした．そして，J-RHYTHM Ⅱ study は，アンジオテンシンⅡ受容体拮抗薬（ARB）を用いた心房細動アップストリーム治療（心房細動発作の予防を目指した治療）に関する無作為化比較試験でした．当時は，抗不整脈薬や ARB は心房細動患者に何らかのメリットをもたらしうるだろうと考え，プロトコールを作成し，多くの協力者を募ったわけですが，いずれも結果はいわゆる negative study でした．後方視的にみると，その前後に行われた他国の試験と一貫性のある結果でした．

　しかし，発表当時，多くの厳しい批判を受けたことが思い出されます．抗不整脈薬による洞調律化がよいと信じる先生や，ARB によるアップストリーム治療に意義があると信じる先生は，当時むしろ多数を占めており，針の筵のような状況になり，同年代の先生たちに助けてもらったこともあります．また実際，それらの先生が主張されることもよく理解できました．なにしろ，自分もそのように考えていたところがあったわけですから…．しかし，研究結果が出てから，「プロトコールがこうであったら，こんな結果にならなかったはずだ」と批判されたときは，開いた口がふさがらず唖然としたことを覚えています．典型的な後知恵の批判ですが，現在でも時にこれに近いコメントを他の試験で聞くことがあるので，人間

のもつ習性なのかもしれません．前向き試験は，後知恵が働かないこそ，より真実に近づき
やすくなります．そして，事実の前には，素直にその結果に基づいて，それまでの自分の考
えを反省することから始めなければならない…，これを他山の石として学ぶことができまし
た．私の心房細動診療は，J-RHYTHM 研究の経験を通して，そのような反省にもたらされ
る変化の連続です．ぜひ今後，さらに重要となる大規模臨床試験のリテラシーを若い先生に
習得してもらいたいと願っています．

■ 文献
1）Ogawa S, et al. (J-RHYTHM Investigators): Circ J, 73: 242-248, 2009.
2）Yamashita T, et al. (J-RHYTHM Ⅱ Investigators): Europace, 13: 473-479, 2011.
3）Inoue H, et al. (J-RHYTHM Registry Investigators): Circ J, 77: 2264-2270, 2013.
4）Kodani E, et al. (J-RHYTHM Registry Investigators): Circ J, 80: 843-851, 2016.

Case 6
症候性の発作性心房細動

　60歳男性．高血圧で薬物治療中で，血圧は正常域に管理されている．2年前に初めて動悸を感じ，発作性心房細動と診断されたが，その際は4時間程度で自然停止した．その後，数ヵ月に1回心房細動発作が生じ，その都度ピルシカイニド100mgの頓用で心房細動は停止していた．しかし，最近になり，徐々に心房細動発作の頻度が増加し，ピルシカイニド頓用の効果もやや減弱しているように感じている．現在，発作頻度は月に1〜2回程度，持続時間は数時間で，日常生活では大きく困らないものの，発作がいつ生じるかわからないことを不安に感じ，紹介受診となった．

　基礎心疾患はなく，Ccr 88mL/分．現在の処方内容はテルミサルタン1日40mgのみである．

　この症例に対して，どのようにアプローチするか？

Suggestions

❶　このまま経過観察

❷　ピルシカイニド1日150mgの常用（1日3回）に変更

❸　ピルシカイニドを他の抗不整脈薬に変更し，頓用してもらう

❹　ピルシカイニドを他の抗不整脈薬に変更し，毎日定期的に服用してもらう

❺　カテーテルアブレーション治療を勧める

❺ カテーテルアブレーション（場合によっては❹）

　まず，この時点でカテーテルアブレーション治療を強く勧めます．そして，患者がそれを受け入れた場合には躊躇なくカテーテルアブレーションを行います．心房細動発作が悪化したときが，カテーテルアブレーション実施のよいタイミングだからです．しかし，絶対にそれを受けなさいとすべての患者を説得できる自信はありません．患者の決心がつかない場合，フレカイニドの常用を試してみることを提示します．このような薬物療法を行った場合でも，心房細動発作が週に2回生じるようになったら，そのときは再度カテーテルアブレーションを強く勧めます．

　初発の発作性心房細動が再発した場合，患者によって進行の速度はさまざまですが，やがて本症例のように発作頻度や持続時間がゆっくりと増加することがほとんどだと思います．そのような時間経過のなかで，患者の QOL は徐々に低下し，そして心房細動に対する考えかたも変化していきます．その最終的な結果として，多くの患者はカテーテルアブレーション治療を受けることになりますが，患者がその決心に至るまでのプロセスをどのように管理すればよいでしょうか．

治療効果を判定することを考える

　どのような治療であれ，治療を行う場合には，その効果と安全性を事後的に評価する必要があります．無効な治療を漫然と継続すべきでないからです．したがって，新たな治療を開始する場合には，その評価をどのように行うか，事前に決めておく必要があります．

　この症例では，発作頻度が数ヵ月に1回の段階では，薬物の定期的な服用は適した治療とは言えません．常用した場合，発作頻度がどの程度になれば効果があると定義づけられるかの判断が難しいからです．2ヵ月に1回だった発作が，3ヵ月に1回の発作頻度に減少しても，それはたまたまかもしれません．また，そのような低頻度の発作の抑制のために薬物を毎日服用することには，無駄が多いでしょう．

　抗不整脈薬の定期的な服用に踏み切るには，その効果を判定するだけの発作頻度が必要です．あらかじめ，こう変化すれば有効だと判定する定義を決めておくためです．はっきりとした閾値はありませんが，私はこれまで経験的に，月に2回以上の発作があれば，抗不整脈薬の常用を考慮することにしています．たとえば，1ヵ月に2回生じていた発作が，抗不整脈薬を毎日飲むことにより2〜3ヵ月に1回となれば，効果があったと判断してもよいでしょう．通常，抗不整脈薬の常用によって，発作が完全に消失することはきわめてまれです．

　本症例ではカテーテルアブレーション治療が優先されますが，ひとつのオプションとして，抗不整脈薬の常用に切り替えてみることも提案できます．「有効であれば，発作頻度が60〜70％減少しますが，とりあえず一度やってみますか？」実は，これは試行錯誤の提案なのです．一度決めたら，ずっと常用することを提案しているわけではありません．

　事前に有効性の評価基準を決めておかなければならない点では，カテーテルアブレーション治療も同様です．半年に1回程度の発作にすぎない発作性心房細動患者にカテーテルアブレーションを行っても，それが成功したのか，不成功だったのか，誰にも判定できません．本症例では，発作頻度が月に1〜2回程度と，治療効果を判定できるレベルなので，カテーテルアブレーションを勧めることはきわめて妥当です．

　ただ，発作により患者のQOLが著しく低下している場合以外は，情報を伝え

たとしても，すぐにそれを受け入れる患者はそれほど多くないかもしれません．カテーテルアブレーションは行うか行わないかであり，抗不整脈薬と異なり，試行錯誤できないからです．試行錯誤できないからこそ，患者が決心するまでには，考えるための時間が必要になります．発作頻度の低い時点で，すでに十分な情報を共有できていた患者ならば，「そろそろですね」と受け入れも容易でしょう．

抗不整脈薬の使いかた

　患者に考えてもらうための時間的余裕を与える方法，そして，そのあいだのQOLを最低限維持するための方法，さらに現在の抗不整脈薬の限界を知ってもらうための方法として，抗不整脈薬の定期的服用を開始して，試行錯誤してみようと考えたとき，どのような抗不整脈薬がよいか，私の考えかたをまとめておきます．

　心房細動発作の予防に用いる抗不整脈薬は大別して，Naチャネル遮断薬（Vaugham Williams分類でⅠa群およびⅠc群の抗不整脈薬）とKチャネル遮断薬（Vaugham Williams分類でⅢ群の抗不整脈薬）があります．

> **Naチャネル遮断薬**：ピルシカイニド，フレカイニド，プロパフェノン，シベンゾリン，ジソピラミド（プロカインアミド，キニジンは，教科書には記載されているものの現場では用いません）
> **Kチャネル遮断薬**：アミオダロン，ベプリジル，ソタロール（ニフェカラントは静注用の注射剤のみ）

　例外的な特別な患者を除いて，Kチャネル遮断薬は用いません．医療者側に不整脈治療の経験が乏しい場合には，「Kチャネル遮断薬は用いない」と決めてもらって構いません．これらの薬物には，特別な副作用モニタリングが必要だからです（p.64，**column 10**参照）．

　一方，Na チャネル遮断薬を用いる場合には，次の 3 点を心得るようにします．①安全性を重視する（基礎心疾患・心不全・腎機能低下がないことを確認し，少量から開始する），②心房細動発作を 100％消失させることを目指さない，③Na チャネル遮断薬間では薬物による効果の差は小さいため，使用するのは，使い慣れた薬物でよい．

　基礎心疾患や心不全がある場合，あるいは腎機能低下がある場合には，心室頻拍の発生（催不整脈作用）や，心不全の悪化（陰性変力作用）といった副作用が発現することがあり，これらは用量依存性に生じます．また，抗不整脈薬の使用で発作がゼロになることはまれであり，ゼロにしようと用量を増量すると副作用が出現しやすくなります．Na チャネル遮断薬は，Sicilian Gambit で示されるように，それぞれ Ca チャネル，K チャネル，自律神経に対する作用などに細かな違いはありますが，臨床的な効果に大きな影響を及ぼすものではありません[1]．

　現在，私は Na チャネル遮断薬のうち，ピルシカイニドとフレカイニドの 2 種類しか用いていませんが，定期的に服用してもらう場合は，基本的に後者を選ぶことが多いと思います．ピルシカイニドは頓用で用いているため，常用へ変更しても患者に抵抗感が少ないことはよいのですが，①半減期が短く 1 日 3 回の服用が必要なため，中高年までは服薬アドヒアランスが低下しやすい，②腎排泄型であり，高齢者では用量の調節が必要（75 歳以上は 1 日 75 mg までが原則）という注意点があるからです．その点，フレカイニドは，腎排泄と肝代謝の両者による薬物代謝があり，血中濃度の安全性担保がしやすいだけでなく，半減期が相対的に長いため，1 日 2 回の服用でよいというメリットがあります．ただし，半減期が長い分，年齢にかかわらず初期投与量は 1 日 100 mg とし，その後は中高年者に限って 1 日 200 mg まで増量が可能な薬物です．

　Na チャネル遮断薬の開始後には，心不全症状が生じていないこと，12 誘導心電図で QRS 幅が 100 ms 以内であることを確認すれば，その後に新たな副作用が生じることはきわめて少ないといってよいでしょう．

カテーテルアブレーション治療に踏み切る臨界点

　現在の状態でカテーテルアブレーション治療に踏み込む決心がつかない患者に対しては，このまま経過観察を続けるか，抗不整脈薬の常用を試行錯誤するかのいずれかになりますが，長い目で見ればいずれ心房細動発作のコントロールは難しくなります．その結果，心房細動が慢性化してしまえば，患者がそれに適応し，自覚される症状が軽減してしまうこともあります．最悪の場合，カテーテルアブレーションを行うタイミングを逃してしまった…，ということにもなるかもしれません．

　そうならないために，カテーテルアブレーションを強く勧める最終的なタイミングを知っておく必要があるでしょう．このタイミングは確かに存在し，それが「発作性心房細動の臨界点」です．心房細動発作の頻度別に，患者数をヒストグラムで表示するといつも次のような図になります[1]．

◈ **8 週の観察期間中に心房細動発作が記録された日数の分布**

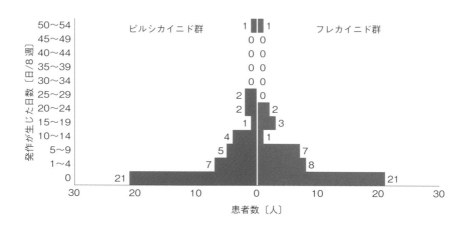

[Shiga T, et al. (AF-QOL study investigators): J Arrhythm, 33: 310-317, 2017 を一部改変]

　これは，ピルシカイニド（左），フレカイニド（右）を服用中の患者で生じた心房細動発作の，8週間あたりの発作頻度を表しています．抗不整脈薬によって発作がある程度の範囲で抑制されている患者（8週間当たり4日以内の患者）が多い一方で，週におよそ4日以上（8週間で30日以上）発作が生じる患者はほぼ存在しないことに注意してください．オルメサルタンの心房細動発作に対する抑制効果を検証した介入試験の報告でも，プラセボ群とオルメサルタン投与群でともに同じような図が示されています[2]．心房細動発作を呈する日が40%以上を超えてくると，そこが臨界点となって急速に持続性心房細動になるのです．

　発作性心房細動を薬物で管理する場合には，週に最大3回まで，できれば2回までが発作の許容の限界です．これに該当したときこそが，薬物治療からカテーテルアブレーション治療に切り替える最後のチャンスで，これまで以上に強く勧めることに根拠があるのです．できれば，それまでに徐々にカテーテルアブレーションへの抵抗感を和らげておいた方がよいでしょう．

■文献
1）Shiga T, et al. (AF-QOL study investigators): J Arrhythm, 33: 310-317, 2017.
2）Goette A, et al.: Circ Arrhythm Electrophysiol, 5: 43-51, 2012

Ｋチャネル遮断薬の 副作用モニタリング

　不整脈を専門とする医師は，必要に応じてＫチャネル遮断薬を用いていますが，次のような副作用に注意しながらモニタリングを行っています．

・アミオダロン
　注意すべき副作用：間質性肺炎と甲状腺機能障害
　モニタリングの方法：定期的診察における呼吸器症状の重視，定期的な胸部Ｘ線検査，KL-6 もしくは SP-D 値測定，甲状腺機能測定，アミオダロン血中濃度測定
・ベプリジル
　注意すべき副作用：心室頻拍（torsades de pointes）と間質性肺炎
　モニタリングの方法：毎診察時の心電図検査（QT 時間の測定），定期的な胸部Ｘ線検査
・ソタロール
　注意すべき副作用：徐脈，心不全，心室頻拍（torsades de pointes）
　モニタリングの方法：毎診察時の心電図検査（心拍数，QT 時間の測定），定期的な胸部Ｘ線検査

　このような副作用モニタリングが必要になるため，心房細動患者のなかでも限定的に用いざるを得ないのが実情です．

Case 7
健康診断で見つかった慢性心房細動

症例

　59歳男性．45歳から高血圧，50歳から脂質異常症，53歳から糖尿病で加療中．昨年まで健康診断で心電図異常を指摘されたことはなかったが，今年になり初めて持続性心房細動を指摘され，紹介受診となった．これまで，動悸などの症状は全くない．

　身長170cm，体重86kg（BMI 29.7）．血圧148/92mmHg，脈拍88/分．心電図では心房細動を認め，心拍数90/分，QRS波に異常を認めない．Ccr 88mL/分，HbA1c 7.8％，LDLコレステロール156mg/dL．現在の処方内容は，アムロジピン1日5mg，テルミサルタン1日40mg，メトホルミン1日1,000mg，シダグリプチン1日50mg，ロスバスタチン1日2.5mg．

　この症例に対して，どのようにアプローチするか？

Suggestions

❶　抗凝固療法を開始する

❷　カテーテルアブレーション治療を強く勧める

❸　食事指導を行い，減量を指導する

❹　降圧療法を強化する

❺　糖尿病治療を強化する

❻　脂質異常症に対する治療を強化する

❼　睡眠時無呼吸症候群の検査を行う

❽　冠動脈疾患に関する検査を行う

❶～❽すべて

　順序としては，まず降圧利尿薬を加えて（ARB との配合剤に変更し）降圧療法を強化し，そのうえで 1 日 1 回の DOAC を開始します．ほぼ同時に，糖尿病内科と睡眠呼吸科に紹介し，循環器内科では心臓超音波検査，運動負荷試験を行います．心房細動における運動負荷試験はその評価が難しい場合が少なくありませんが，心電図変化が陽性の場合でも，トレッドミルを用いた運動負荷試験（Bruce 法）でステージⅣまで運動耐容能があれば偽陽性の可能性が高いと判断しています．本症例は動脈硬化リスクが高いため，運動耐容能も低ければ，冠動脈疾患の有無を冠動脈 CT 検査で確認します．

　すべての結果が届き，他疾患の有無が精査され，治療方針が決まり，患者に積極的に生活習慣を是正する意思があることを確認したうえで，カテーテルアブレーション治療を行います．

　現在の都市部でよく目にする症例です．将来的な心血管疾患の発症リスクが高い状態ながら，無症状で，自己管理ができていません．健康保険組合，看護師，かかりつけ医などを含む医療者が介入するものの，まったく好転することなく経過し，今回初めて心房細動が検出されたために，循環器内科に紹介されたといういきさつです．ありがちな症例ながら，どこから手を加えたらよいのか，また治療の効果がどの程度あるのかが見きわめにくく，結果的に難渋することが多いと思います．

心房細動だけを考えたら，案外できることは限られている

　健康診断で検出された持続性心房細動そのものについては，行うべきことははっきりしています．かつて，治療の方針決定の際に深く考えさせられた時代もありましたが，現在は，抗凝固療法とカテーテルアブレーション治療の発達が，昔あった迷いを払拭してくれました．

　本症例は，高齢者ではないため年齢は脳卒中発症リスクとなりませんが，管理されていない高血圧と慢性心房細動がリスク因子になります．病歴から，高血圧の管理状況がすぐに良好となる可能性は低く，治療方針の変更後も脳卒中リスクは高いまま維持されるだろうと考えるのが妥当で，抗凝固療法を開始すべきです．ただし，病識の薄い患者では服薬アドヒアランスが不良となることが予想されます．アドヒアランスを維持するために，1日1回服用の直接作用型経口抗凝固薬（DOAC）を選択しますが，それだけで継続的に服用してもらえるとは思えない症例です．

　加えて，本症例は，昨年の健康診断で心電図異常がみられなかったことから，持続性心房細動の持続期間は1年未満と推定されます．無症状ですが，カテーテルアブレーション治療の成功はその後の洞調律維持で容易に評価可能です．

　また，たとえ慢性心房細動であっても，持続期間が1年以内なら発作性心房細動に近い成功率が期待されます．これが3年以上の持続になると，カテーテルアブレーション後の再発率が顕著に増加するため，私は積極的な勧奨を行っていません．一般的には，持続2年以内であれば，それ以上持続したものより再発率は低いと考えられています[1]．

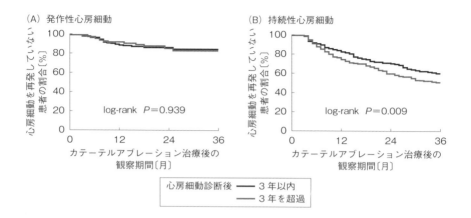

◆ 心房細動診断後の経過期間とカテーテルアブレーション治療の成績

心房細動に対するカテーテルアブレーション治療を受けた総計 1,948 人の患者データを用いて，心房細動と診断されてからの期間で層別化し，経過を解析した．

[Stabile G, et al. (ESC-EHRA Atrial Fibrillation Ablation Long-Term Registry investigators): Pacing Clin Electrophysiol, 42: 313-320, 2019 を一部改変]

　左のグラフは，発作性心房細動に対するカテーテルアブレーション後の再発率で，診断後の経過期間（診断後 3 年以内または 3 年超過）によって再発率は変わりません．一方，右のグラフを見ると，持続性心房細動では診断後 3 年以上経過した患者群（心房細動の持続時間ではありません）で再発率がとくに高くなっています．

　では，抗凝固療法を開始しカテーテルアブレーション治療を施行するという方針を患者に勧めたとき，素直にそれを受け入れてもらえるでしょうか？　あるいは，両者を受け入れたとき，その後に心房細動で困ることはないのでしょうか？　このように考えたとき，心もとなくなります．つまり，心房細動の治療方針は明瞭ですが，たとえ患者を説得できても，本症例に対してはそれだけではかなり不十分ではないかと感じるのです．

手をつける順序をどうすべきか？

　心房細動の治療だけでは不十分だと感じるのは，今回指摘された心房細動が，本症例では氷山の一角にしか過ぎない可能性があるからです．肥満，高血圧，脂質異常症，糖尿病という，いくつもの根が土中に張り巡らされています．今，土の表面に現れた心房細動だけを摘み取ったとしても，また別の土の表面に新しい心房細動の芽が表出するかもしれません．それだけではなく，もっと重要な別の芽が出てくる可能性も否定できないでしょう．それは，冠動脈疾患や心不全などです．

　さらに，土中には，別の根が隠されている可能性もあります．それは，これらの疾病に関連した睡眠時無呼吸症候群です．心房細動に対するカテーテルアブレーションを予定された日本人心房細動患者（平均年齢60歳，平均BMI 25）に対して簡易検査を行うと，AHI（1時間あたりの無呼吸と低呼吸をあわせた回数である無呼吸低呼吸指数）が10を超える患者が68.5%，15を超える患者が53.8%，そして重症の定義である30を超える患者が15.7%も存在したという報告があるほどです[2]．

　つまり，心房細動という芽の下にある根に根こそぎアプローチしないと患者の将来を見据えた診療が成り立ちません．心機能，冠動脈疾患，睡眠時無呼吸症候群に関する評価がぜひ必要です．

　患者によっては，心房細動のために受診したのに…といぶかる場合があるかもしれません．自己管理ができていない患者ほど，その傾向が強いでしょう．まずは，根が重要であることを理解してもらわないといけません．「このままでは近い将来，心不全，心筋梗塞，脳卒中など重篤な疾患が生じますよ」と，少々脅すぐらいでよいと思います．心房細動とはこれらの恐ろしい出来事の予兆であり，心房細動が今回たまたま見つかったことは，むしろ偶然の幸運だったと思ってく

れるぐらいがよいのです.

肥満と糖尿病に対しては，現在さまざまな意味で有望視されている SGLT2 阻害薬を使用したくなりますが，その際には患者へ十分な医療的介入をしてくれる糖尿病専門医に紹介するべきです．それは，患者の意識を含めて，これまでの中途半端な自己管理から改革する必要があるからです．この状態で SGLT2 阻害薬を開始しても，不良なアドヒアランスの抵抗に遭うだけです.

また，呼吸器内科，睡眠外来，睡眠センターなど，病院によって担当する標榜科はさまざまですが，睡眠時無呼吸症候群の診断および治療を目的とした紹介も行うべきでしょう.

心房細動アブレーションの中長期成功率と生活習慣病

現状のまま，ただカテーテルアブレーション治療を行っても，心房細動の再発率はきわめて高いのです．カテーテルアブレーション後の心房細動再発リスク因子として，肥満，高血圧，糖尿病，睡眠時無呼吸症候群が多くの研究で指摘されています．これらを改善した患者では（睡眠時無呼吸症候群では CPAP 療法を行った患者では），心房細動の再発率が低くなることも知られています．つまり，根をそのままにして，土の表面に表出した心房細動だけを摘み取っても，いずれ元の木阿弥になります.

ARREST-AF cohort study では，BMI が 27 以上あり，少なくとも 1 つ以上の心血管リスク因子（高血圧，脂質異常症，糖尿病など）をもつ患者を対象に，循環器内科での診療以外に，積極的に生活指導を含めたリスク因子の管理を専門的に行う医師による指導を受け入れた患者と，それを拒否した患者では，心房細動アブレーション後の再発率が驚くほど異なることが示されました[3]．同じカテーテルアブレーション治療の成績とは思えません.

◆ **リスク因子への医療的介入の有無とカテーテルアブレーション治療後の経過**

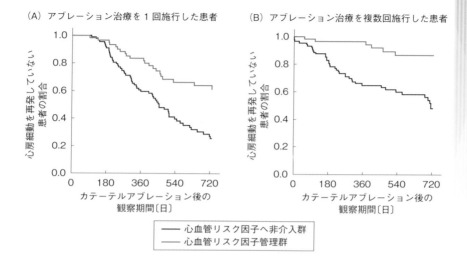

BMIが27以上で，心血管リスク因子（高血圧，耐糖能異常または糖尿病，脂質異常症，閉塞性睡眠時無呼吸，喫煙，またはアルコール過剰摂取）が1つ以上の症候性心房細動患者を対象に行ったカテーテルアブレーション治療後の経過観察の結果を示す．

[Pathak RK, et al.: J Am Coll Cardiol, 64: 2222-2231, 2014 を一部改変]

　この教育プログラムでは，リスク因子ありと判断された患者に対し，体重の10％減少（最終的にBMIが27未満），運動療法の実施，収縮期血圧が130mmHg未満，LDLコレステロール値が2.6mmol/L未満（100mg/dL未満），HbA1c 6.5%未満を目指した指導・治療をカテーテルアブレーション治療後に継続しています．なお，睡眠時無呼吸症候群を有する患者ではCPAP療法（持続陽圧呼吸療法）が，アブレーション治療前から開始され，アブレーション後も経過観察期間にわたって行われています．

　心血管リスク因子をもつ患者では，生活習慣病の是正をしないまま，カテーテルアブレーション治療だけを行って長期的な効果を得るには，かなり無理があります．心房細動の治療について詳しく説明すると，カテーテルアブレーション治

療をすぐにでも受けたいという積極的な患者もいます．このような場合，たとえその時点では他の疾患がなくても，「肥満，高血圧，糖尿病の管理が不良だと，せっかく治ってもすぐに元どおりになりますよ」と，やはりここでも少々脅すようにしています．

■ 文献
1) Stabile G, et al. (ESC-EHRA Atrial Fibrillation Ablation Long-Term Registry investigators): Pacing Clin Electrophysiol, 42: 313-320, 2019.
2) Kohno T, et al.: Int J Cardiol, 260: 99-102, 2018.
3) Pathak RK, et al.: J Am Coll Cardiol, 64: 2222-2231, 2014.

Case 8

長くワルファリンで管理してきた
慢性心房細動

　82 歳女性．過去十数年にわたり，高血圧と永続性心房細動に対して加
療されてきた．最近の 5 年間は，ワルファリンの投与量は 1 日 2.5 mg と
固定された状況で，PT-INR は 1.9〜2.3 のあいだに管理され，1.6〜2.6 を
目標値とした TTR（治療域内時間）は計算上 100％と，きわめて良好に
コントロールできていた．

　しかし，今回の受診で初めて PT-INR が 2.9 となり，治療域を逸脱した．
患者の食生活に変化はなく，新たな併用薬物は加わっていない．また，一
時的な風邪薬や鎮痛消炎薬などの服用もないという．

　血圧 138/70 mmHg，脈拍 66/分．体重は若干減少傾向で 44 kg．Ccr も
同時に減少し，今回の検査で 34 mL/分である．他の服薬状況としては，
降圧薬としてアムロジピンを使用しているほか，骨粗鬆症治療薬，ビタ
ミン剤，睡眠導入薬を服用している．

　この症例に対して，どのように対処するか？

Next→

Suggestions

❶ このままワルファリンを 1 日 2.5 mg で維持して経過観察し，1～2 週間後
に PT-INR を再度測定

❷ ワルファリンを 1 日 2 mg に減量して，これまでの再診間隔どおり 1 ヵ月後
に PT-INR を測定し，その値に応じて微調整する

❸ ワルファリンをより細かく 0.25 mg 刻みで微調整し，PT-INR の測定間隔
も 1～2 週間と短くしながら PT-INR 値に応じて微調整

❹ この時点でワルファリンを DOAC に変更
Ⓐ ダビガトラン　Ⓑ リバーロキサバン　Ⓒ アピキサバン　Ⓓ エドキサバン

❺ ワルファリンを 1 日 2 mg に減量して，2 週間から 1 ヵ月後の再診時に
DOAC に変更
Ⓐ ダビガトラン　Ⓑ リバーロキサバン　Ⓒ アピキサバン　Ⓓ エドキサバン

Author's choice

❺-Ⓒ ワルファリンを減量し，次回 DOAC に変更

　私もかつては，このような症例に対してワルファリンをさらに微調整し
ていくという考えをもっていましたが，さまざまな経験を重ね，遅かれ早
かれ DOAC に変更せざるを得なくなるということを知りました．とくに，
Ccr が 30 mL/分を下回るようになると，DOAC の使いかたも難しくなる
ため，いずれ切り替えるのであれば，Ccr＞30 mL/分のうちに変更した
方が無難です．

　DOAC の選択は，Ccr を考慮して，アピキサバンです．切り替えると
きには，「もうこれから食事制限は一切しなくてよくなりますよ．好きな
ものを自由に…」と，positive な側面を強調することにしています．
positive でなければ，人は決心しにくくなるからです．

　若い循環器内科医にとっては「いまだに…?」と思う症例かもしれませんが，
長いあいだ循環器内科診療に携わってきた医師にとっては，今でも外来で数多く
見かける，親しみ深い症例です．コントロールがよく，ワルファリンがきわめて
素晴らしい薬物だと思える症例は少なからず存在しています．患者が，ワルファ
リン服用に関する生活上の注意を守り，頻回の採血に抵抗感もなく，これまで
まったく臨床上のイベントが生じていなければ，あえて直接作用型経口抗凝固薬
（DOAC）に変更する理由も見当たりません．

治療方針の決定には慣性の法則がはたらく

　人間の考えかた，行動には，いつも慣性の法則が備わっています．それまでの
考えかた，それまで行ってきたことには，愛着と安心感があるうえに，「これま

でうまくいってきたのに，あえて変更すると，むしろ悪いことが起こる可能性があるのではないか？」という，現状維持バイアスがはたらきやすいのです．

バイアスと聞くと，それは悪いものと受け取られがちですが，かならずしも誤った判断ではありません．人間の長い歴史のなかでは，簡単にものごとをどんどんと変更していたら，さまざまな生存リスクにさらされたはずです．現状維持バイアスは，長く生きてきた歴史の知恵でもあるのです．そのバイアスが，正しかったか，間違っていたかの判断は，いつも後出しじゃんけんの結果論です．

本症例は，長い診療経過のなかで，患者・医師にはたらく現状維持バイアスをどのように管理すべきかという課題になります．

TTR（治療域内時間）は，過去を評価できるが，未来は予測できない

ワルファリンは，①食生活上に注意が必要，②併用薬に注意が必要，③毎回診察時に PT-INR を測定のうえ投与量の微調整が必要，④頭蓋内出血の発生が多いという現代の医療らしからぬデメリットがある一方で，ワルファリン服用の継続に PT-INR の測定が必要であることで，①服薬アドヒアランスの把握が容易であり，②検査結果を患者とのコミュニケーションツールとして使えるなど，よい側面ももっていました．本症例では DOAC が世に出る以前からワルファリンが用いられ，これまでワルファリン投与によるデメリットがなく，よい側面のみが維持されてきたからこそ，継続されてきたと言えます．

このような患者では，ワルファリンによる PT-INR 管理状況は通常きわめて良好です．通常，TTR（time in therapeutic range；治療域内時間. p.80, **column 11** 参照）は 70％以上が必要とされていますが，医師が苦労しなくても TTR が 100％となることは珍しくありません．そのため，最近日本で行われた

75 歳以上の高齢心房細動患者を登録した ANAFIE Registry（p.82, **column 12** 参照）では，全体の約 1/4 もの患者が今もワルファリンの投薬を受け，かつ登録直前の平均 TTR は 75%ときわめて良好であったことが判明しています[1]．つまり，高齢心房細動患者の 4 人に 1 人は，ワルファリンによる治療が適し，PT-INR の管理も良好で，さらにワルファリン投与下で長期間にわたってイベントが生じないという特徴をもっていると言えるでしょう．

　問題は，これまで TTR が良好であった症例の PT-INR が，初めて治療域外に逸脱したという事実のとらえかたです．TTR が 70%以上の状態を維持するためには，概して，3 回行った PT-INR 測定のうち 2 回，あるいは 4 回のうち 3 回の PT-INR が治療域に入っていなければなりません．前回までは治療域内にあり，今回だけ治療域外である場合，次回は是が非でも治療域内である必要があります．もし，次回も治療域外なら，3 回中 1 回しか，あるいは 4 回中 2 回しか治療域内になかったことになり，TTR 70%を超えることはほとんど不可能になります．

　ここで異論があるかもしれません．それまで TTR は 100%だったので，もう少し長い目でみたら（たとえば過去 1 年間でみたら），一時的な PT-INR の変動では TTR はそれほど下がらないだろう…，という考えかたは確かにそのとおりです．私もそう思っていましたが，2019 年に発表された観察研究の結果[2]では，過去の TTR は将来の TTR をうまく予想できないと報告されています．

　「この患者はこれまでうまく管理できた」と過去を評価するためのツールとして TTR はよいのですが，ひとたびこの良好な TTR が崩れたら，またリセットしてイチからやり直しという考えかたが必要です．安定した PT-INR を維持できない何かが患者に生じつつあり，その原因が問診などでは明らかにできないと考えたとき…，そのときこそがワルファリンによる管理を諦めるときだと思います．多くの場合は，加齢による腎機能低下が関与しているのでしょう．腎機能は，TTR の規定因子でもあり，同時に PT-INR 変動の規定因子でもあるからです．

本症例でも，体重減少や，クレアチニンクリアランス（Ccr）の低下がみられています．これらは，ワルファリンによる管理が難しくなってきたサインだと考えます．もちろん，ワルファリンの微調整を行ってもよいのですが，これをよい機会に，今後の治療方針を考え直してみましょう．患者にとっても，これまでこのような変化はなかったわけですから，DOAC への変更を受け入れやすいと思います．現状維持バイアスがはたらいているときには，現状が変化した直後こそ，改革しやすいタイミングになります．ずるずるとした慣性は，現状維持バイアスをより強化します．「コンコルドの誤謬」に陥らないよう，本症例では，腎機能低下患者でも使いやすいアピキサバンに変更すると決め，患者に伝えます．

長く親しんだワルファリンを変更するタイミング

患者と医師が，長く親しんだワルファリンを変更するタイミングとして，PT-INR の変動増加がみられたときはもちろんなのですが，それ以上に頻度が多いのは，侵襲的検査もしくは治療の実施予定という新たな出来事が生じたときです．臨床現場では，消化器内科的な処置がきっかけになる場合が多いと思います．

その侵襲的手技を行う医師にとっては，PT-INR がいくら安定していても，術後に必要とされる長い観察期間，投与量調整などの点で，ワルファリン継続に伴うストレスは DOAC 使用時をはるかに上回ります．また，ワルファリンに長く親しんできた患者ほど，休薬のリスクを知っているため，休薬が必要とされた場合に不安がストレスとなるでしょう．このような両者のストレス回避を目的として，患者に侵襲的検査・治療が必要となったときは，ワルファリンを DOAC に切り替えるタイミングと考えています．

DOAC に変更すると，侵襲的手技は，その手技を行う医師にとっても，患者にとっても随分と楽になります．出血が目に見える部位の手技であれば，DOAC を継続服用下で行うという原則がありますが，当日朝は服薬を中止して，手技が

終了してから服薬を開始すればよいでしょう．通常の内視鏡的手技であれば，前日と当日朝の服薬を中止することにしています．ガイドラインの推奨に厳格に沿っていないと言われればそうですが，事細かな違いをつくらない方が，間違いを減らすことにつながります．

　大手術のように大きな侵襲を伴う場合には，循環器内科医と外科医のあいだのコミュニケーションが重要で，抗凝固薬の休薬法はケースバイケースです．ちなみに，昔はよく行われていたヘパリンによる橋渡し療法（p.83，**column 13** 参照）は基本的に行わなくなっています．

　一度ワルファリンから DOAC に切り替えた場合，再びワルファリンに戻すことはありません．半減期の長い薬物から短い薬物への切り替えは容易ですが，その逆はきわめて難しく，一時的な管理不良による虚血性イベントが生じやすくなるからです．

　また，ワルファリンを DOAC に切り替える場合，急ぐ必要は基本的にありません．高齢者の場合，ワルファリンと DOAC による抗凝固効果は 1 週間程度重複し，増強してしまう可能性があるため，少なくとも PT-INR < 2.0 を確認してから変更するのが無難だと考えています．

■ 文献
1）Koretsune Y, et al.: Circ J, 83: 1538-1545, 2019.
2）Guimarães PO, et al.: J Thromb Thrombolysis, 48: 27-34, 2019.

PT-INR 至適範囲内時間（time in therapeutic range；TTR）とは，ワルファリン投与期間中の PT-INR（プロトロンビン時間-国際標準比）がどれほど治療域内にあるかを示す指標です．ある患者を外来診療しているとき，横軸をワルファリン服用中の観察期間，縦軸を測定された PT-INR 値として，その点を直線でつなぐと，次のようなグラフが描けるはずです．わが国では，抗凝固療法中の非弁膜症性心房細動患者における PT-INR の管理目標値（治療域）は 1.6～2.6 と設定されているため，観察期間のうち，この患者の PT-INR が治療域にあったと推測される時間をグラフ内で追っていくと，総観察期間の 56% の時間が治療域にあると計算できます．つまり，本例における TTR は 56% となります．

◆ PT-INR の継時変化と TTR

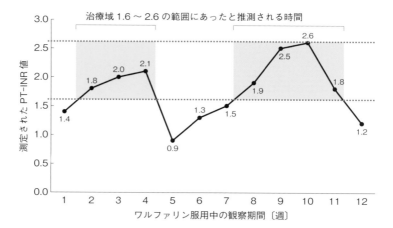

一般的に，抗凝固療法時のコントロールの質はこの TTR で表わされ，予後改善などの治療効果の面から 60～65% 以上が必要と考えられてきました．しかし，それは抗凝固薬がワルファリンしかなかった時代の話です．現在のような DOAC 時代では，個人的に安心するには，TTR はその一段上の 70% は必要だろうと思っています．

column 11

　日本では，かつては年齢ごとに PT-INR の管理目標値が異なっていたため（70 歳未満：2.0〜3.0，70 歳以上：1.6〜2.6），実際に TTR を計算しようとするとかなり煩雑で，その解釈も年齢別に異なるという複雑な事情がありました．現在は，J-RHYTHM Registry の結果もふまえ[1]，非弁膜症性心房細動患者ならば年齢にかかわらず PT-INR の管理目標値は 1.6〜2.6 となり，やっとその計算や理解が単純化されました．とはいえ，今やワルファリン服用患者は激減し，この TTR に関する話題もあまり聞かなくなってきた気がします．そもそも臨床現場では，電子カルテ上で自動的に計算されるようなツールがない限り，個人で TTR を算出することは非現実的でした．あくまでも学術的な視点から，ワルファリンの普及に一役を担った指標と言うことができるでしょう．

■文献

1 ）Inoue H, et al. (J-RHYTHM Registry Investigators): Circ J, 77: 2264-2270, 2013.

<column 12 ANAFIE Registry

　今後，先進国では超高齢化が進み，日本はその最先端を走ることになります．医療を含め社会・経済は，これまで未経験のさまざまな諸課題に立ち向かうことになるはずです．医療では，さしあたって，80歳以上，90歳以上などの患者への対応が必要になります．しかし，このような高齢者・超高齢者を対象とした，いわゆる無作為化比較試験を含むクリニカルエビデンスは皆無に等しく，観察研究ですら限られているのが実情です．現在は，エビデンスのないなか，暗中模索の心房細動診療が行われています．

　このような状況をふまえて日本で計画された観察研究が，ANAFIE（All Nippon Atrial Fibrillation in the Elderly）Registry で，私は主任研究者と事務局を務めています．75歳以上の心房細動患者で，現在どのような治療がなされ，そのアウトカムはどのようなものかという基本的データを得ることが目的で，全国から75〜103歳の心房細動患者が30,000例以上登録されました．年齢や腎機能など一般的な患者特性に基づいたサブグループ研究（縦の糸）に加え，フレイル，認知機能，服薬アドヒアランス，特定のバイオマーカーなど，高齢者で重要な背景因子の測定を行うサブコホート研究（横の糸）を組み込み，縦横の視点から日本人高齢者の心房細動のアウトカムに影響する因子を探索する前向き研究としています．もちろん，さまざまな交絡バイアスが存在するはずですが，今後の超高齢化社会の心房細動診療に一筋の光明を照らすことができればと願っています．

<column 13 ヘパリンによる橋渡し療法

　ヘパリンによる橋渡し療法は，「ヘパリン置換」あるいは"heparin bridge"とよばれ，ワルファリン服用中の患者が侵襲的な治療を受ける際，ワルファリン休薬中に消失する抗凝固作用を半減期の短いヘパリンの点滴で補填する（手技直前から終了までヘパリンは中止する）という，経験的によく行われてきた手法です．そして，このヘパリン置換が一般的に行われるようになるまでは，ワルファリンの休薬はごく普通によく行われていました．たとえば，抜歯や消化管内視鏡診療を行う際，1週間前から休薬し，手技終了後に再開などのかたちをとられていたのです．これが，ワルファリンの処方医に報告なく行われた場合も多かったことを今聞くと，驚くかもしれません．

　ワルファリンの効果はその抗凝固作用が消失するまで約1週間が必要ですが，1週間休薬すると，服薬再開後も1週間は十分にワルファリンが効いていない期間が生まれます．それでも，短期間であれば問題ないというのが休薬を可能とする理由でした．しかし，2000年代前半に，ワルファリンの1週間の休薬によって約1%という予想以上の発生率で血栓塞栓症が生じるとする研究結果が報告され，事態は一変しました．抜歯など，目に見える範囲の出血を伴う処置は止血可能としてワルファリンを休薬しなくなり，消化管内視鏡などの目に見えない範囲に出血を生じうる処置にはヘパリン置換がルーチンに行われるようになりました．つまり，ワルファリン服用患者は，術前術後に長い入院期間をとることが当然のように余儀なくされる状況になったのです．

　ただし，この方法は，医療者としては理論に基づきよかれと思って行ってきたわけですが，ヘパリン置換によって血栓塞栓症を回避できるとするエビデンスは全くありませんでした．そこで，Bridge trialという無作為化比較試験が行われます[1]．この試験では，待機的手術（緊急のものではなく，計画的に行われる外科手術）を施行するワルファリン服用患者を対象に，ヘパリン置換を行う群と，それを全く行わず5日前からワルファリンを休薬するだけの群に無作為に振り分け，血栓塞栓症の発生率を比較しました．結果は，両群間で血栓塞栓症の発生頻度に差はなく，むしろ前者で大出血が増加するという予想外の結果でした．つまり，1週間の休薬で生じるとされた血栓塞栓症の発生は，ワルファリンの休薬の影響によるものではなく，ワルファリンの休薬が必要となるような患者背景にその原因があっ

たわけです．それ以降，ヘパリン置換は機械弁装着患者など特殊な患者に限定して実施されるようになりました．同時に，半減期の短いDOACが普及し，ヘパリン置換の必要性も失われていったのです．この歴史は，医療は，あたかも古い時代の手法に戻るように旋回しつつ進歩していく可能性があることを教えてくれています．

■文献
1）Douketis JD, et al.（BRIDGE Investigators）：N Engl J Med, 373: 823-833, 2015.

Case 9

めまいを伴う発作性心房細動

症例

69歳女性. 高血圧, 脂質異常症で通院中. 数年前より数分持続する軽度の動悸があり, 24時間心電図を複数回記録したが, 記録日には動悸を感じることがなく, 経過観察となっていた.

先月より, 動悸の頻度が高まり, 持続時間も長くなったため, 再度24時間心電図を記録したところ, 発作性心房細動が記録され, 心房細動停止時に最大4.9秒の洞停止を認めた. あらためて問診すると, 同時期より軽度のめまい, 気が遠くなる感じを自覚しているというが, 失神したことはない. 血圧132/74mmHg, 脈拍数60/分. Ccr 62mL/分.

この症例に対して, どのようにアプローチするか?

Suggestions

❶ 抗凝固療法を開始する

❷ 抗不整脈薬を頓用してもらう

❸ 抗不整脈薬の定期的な服用を開始してもらう

❹ カテーテルアブレーション治療を強く勧める

❺ ペースメーカー植え込みを強く勧める

❶ 抗凝固療法, ❹ カテーテルアブレーション治療

　薬物療法で発作性心房細動に対処することは危険で, まず患者にそれを理解してもらいます. 抗凝固療法に関しては, 本症例における脳卒中発症のリスク因子は高血圧だけなので, 血圧管理ができていれば, 抗凝固薬を今すぐに始める必要はありませんが, あと数年で75歳を迎えるという年齢的には開始して損はありません. カテーテルアブレーション治療を勧めることを考慮すると, むしろ抗凝固療法を開始しておくのが得策と言えるでしょう.

　カテーテルアブレーション治療を受ければペースメーカーの植え込みを回避できる可能性は高いですが, 将来的には, それでもペースメーカーが必要になりうることを伝えておきます. なお, 超高齢者には, この方針はあてはまりません.

　いわゆる徐脈頻脈症候群です. 20世紀であれば, 失神, あるいは前失神をきたすおそれが大きいと医師が評価すれば, ペースメーカーを植え込んで, その後は発作性心房細動に対して薬物療法を行うことが一般的でした. あるいは, 治療の順序としては結果的にその逆, つまり薬物療法を開始したのちに失神をきたし, ペースメーカー植え込みを行うということもあったでしょう.

洞機能不全症候群の洞機能には
かならずしも器質的異常があるとは限らない

　洞機能不全症候群は, その心電図所見からⅠ〜Ⅲ型に分けられています.

Ⅰ型：洞徐脈

Ⅱ型：洞房ブロック

Ⅲ型：洞徐脈や洞房ブロックに心房細動などの頻脈が伴うもの（別名，徐脈頻脈症候群）

　洞機能不全症候群については，加齢などによる洞結節細胞の喪失と線維化が主な原因なのだろうと考えがちですが，いまだにその病態解明は進んでおらず，最近の総説 [1] でも，その病態は複雑で，多因子が関与するとされています．実際のところ，洞機能不全症候群であるにもかかわらず，病理学的には洞結節が全く正常であったという症例の報告もあるぐらいです [2]．

　とくに，洞機能不全症候群Ⅲ型（徐脈頻脈症候群）は，徐脈と頻脈の合併という常識的には受け入れにくい特殊な表現型のため，古くから医学生にも記憶されやすい疾患です．患者がペースメーカーを拒否した場合，薬物で徐脈に介入しようとすれば頻脈が悪化し，頻脈に介入しようとすれば徐脈が悪化するという治療困難な状況に陥ります．したがって，薬物療法としては抗凝固療法だけが支持されます．しかし，抗凝固療法中に失神による頭部打撲が生じると重大な頭蓋内出血に至るリスクがあるため，あらかじめこのリスクを患者に知らせるとともに，何らかの非薬物療法を考慮する必要があります．

徐脈頻脈症候群の徐脈は，頻脈の治療で消失してしまうことがある

　徐脈頻脈症候群の，徐脈と頻脈は相互に関連しています．本症例とは異なる病態ですが，終日徐脈傾向のある患者の場合，徐脈に対してペースメーカー治療を行うと，その後，心房細動発作が激減するという報告 [3] があります．このよう

な場合，徐脈が頻脈の誘因になっていることになります．

逆に，頻脈が徐脈の誘因になっている場合もあるはずです．実験的には，心房の高頻度興奮が洞結節に伝導すると，洞結節にリモデリングが生じて，洞結節機能が低下する現象が認められます．また，その機能低下は心房の高頻度興奮が消失すると徐々に回復することが知られています [4]．実際，臨床例においても，発作性心房細動と 3 秒以上の洞停止を伴う例に対して，カテーテルアブレーション治療により心房細動を消失させると，洞機能が回復することが報告されています [5]．

カテーテルアブレーションを行っても，ペースメーカー植え込みが必要な場合がある

本症例では，発作性心房細動の消失を非薬物療法，つまりカテーテルアブレーション治療により目指せば，心房細動の消失ばかりでなく，洞機能の回復も望めるという期待がもてます．

実際に，日本からの報告では，37 人の徐脈頻脈症候群患者に対して複数回のカテーテルアブレーションを行った結果，32 人で発作性心房細動も消失したばかりでなく，最終的にペースメーカーの植え込みが必要となった患者は 3 人にとどまったとされています [6]．

次の図は，カテーテルアブレーション後の経過観察中に記録された 24 時間心電図上の最大 RR 間隔の経過を示したものです．平均 6 秒以上の洞停止が，術後徐々に短縮し，3 ヵ月後には 2 秒以内になっていることがわかります．

◈ カテーテルアブレーション治療後の平均最大 RR 間隔

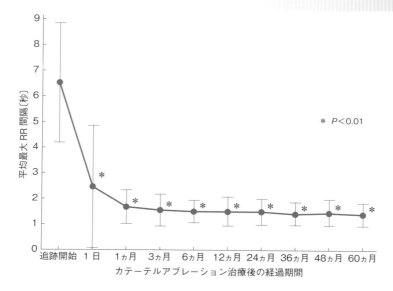

カテーテルアブレーション治療後の 280 人の発作性心房細動患者のうち，症候性の洞停止を伴う徐脈頻脈症候群 37 人の平均最大 RR 間隔を継時的に分析した.

[Inada K, et al.: Europace, 16: 208-213, 2014 を一部改変]

　しかし，このような患者の全員がカテーテルアブレーション治療だけですべて改善するわけではありません. 同じく日本からの報告で，65 人の徐脈頻脈症候群患者にカテーテルアブレーション治療を行ったところ，80%の患者で心房細動発作が完全に消失したものの，最終的に，9 人（13.8%）ではペースメーカー植え込みが必要になったとのことです[7].

　これまでの報告によると，徐脈頻脈症候群に対してカテーテルアブレーションを行っても，おおよそ 10%の患者は最終的にペースメーカー植え込みが必要になります. その原因として，心房細動発作がカテーテルアブレーションで完全に消失しなかったこと，あるいは，もともと心房細動とは無関係な洞停止があったことなどがあげられています.

これらの報告を吟味する際の注意点は，どちらもカテーテルアブレーションを行った患者のなかから徐脈頻脈症候群の患者を抽出して分析したという後ろ向き研究であり，概して患者の平均年齢が平均 60 歳台と若いことです．したがって，たとえば 80 歳以上の高齢患者の徐脈頻脈症候群にもこの方針が正しいかどうかは不明です．現実的には，高齢になればなるほど，心房細動発作とは無関係な長い洞停止がみられることが多くなり，同時にカテーテルアブレーションに伴うリスクが気になり始めます．結果的に，このような場合は古典的なペースメーカー植え込み（＋抗不整脈薬）が妥当な選択になるでしょう．

■文献
1）Monfredi O, et al.: J Mol Cell Cardiol, 83: 88-100, 2015.
2）Evans R, et al.: Br Heart J, 39: 778-786, 1977.
3）Delfaut P, et al.: J Am Coll Cardiol, 32: 1900-1908, 1998.
4）Elvan A, et al.: Circulation, 94: 2953-2960, 1996.
5）Hocini M, et al.: Circulation, 108: 1172-1175, 2003.
6）Inada K, et al.: Europace, 16: 208-213, 2014.
7）Hada M, et al.: Heart Vessels, 34: 503-508, 2019.

Case 10

心不全をきたした頻脈性心房細動

　72歳女性．これまで内科的疾患は指摘されていない．1週間前から駅の階段で少し息切れを感じることがあったが，歳のせいだと思い放置していた．3日前より，自宅の階段でも息切れするようになり，徐々に増悪．夜間，息苦しさで眠れない状態となり，救急車で搬送された．

　来院時，意識清明，血圧142/64mmHg，脈拍数112/分・整．12誘導心電図では頻脈性心房細動が認められ，心拍数152/分，QRS波に異常を認めない．胸部X線写真（ポータブル）では，著明な肺うっ血を認める．身長152cm，体重46kg．Ccr 46mL/分，BNP 446pg/mL．心臓超音波検査では，左室拡張末期径（Dd）56mm，左室収縮末期径（Ds）48mm，LVEF 28%，左房径（LAD）48mm．

　この症例をどのように考え，アプローチするか？

Suggestions

❶　酸素投与，利尿薬・血管拡張薬を投与する

❷　抗凝固薬を投与する

❸　ランジオロール持続静注を行う

❹　アミオダロン持続静注を行う

❺　経食道心臓超音波検査で血栓がないことを確認し，電気ショックで洞調律化

❻　Ⅰ群抗不整脈薬の継続投与を行う

❼　アミオダロンの経口剤を定期的に服用してもらう

❽　カテーテルアブレーション治療の予定を立てる

❶, ❷ (改善がみられなければ ❸, ❺), ❽

　まずは心不全治療と抗凝固療法を開始し，1日経っても改善しなければ，ランジオロール持続静注による心拍数調節を加えた心不全治療に移行します．それでも改善できない場合は，電気ショックを行います．

　心不全改善後，退院までにカテーテルアブレーション治療の予定が組めるよう，患者に強く勧めます．基本的に，この病態ではいずれの治療法を選んでも結果的にはうまくことが運ぶでしょう．そのような病態なのです．しかし，抗不整脈薬を用いるより，可能であれば，電気ショックやカテーテルアブレーションという非薬物療法が本質的な治療になると思っています．

　頻脈性心房細動とそれに伴う心不全は，1980年代から病棟でよく遭遇する病態です．基礎心疾患がすでに判明している例では，心房細動が心不全の悪化因子として作用するのは当然ですが，これまで心疾患を指摘されたことのない患者でも，類似した病態，つまり低心機能と頻脈性心房細動が合併することがあります．これは，診断されていない拡張型心筋症あるいは虚血性心筋症に心房細動が合併したものなのでしょうか？　あるいは頻脈の持続による頻拍誘発性心筋症なのでしょうか？

頻脈性心房細動合併の心不全にはどのような病態があるか？

　頻脈性心房細動を伴う心不全で入院した患者の原因疾患には，どのようなものがどのような頻度であるか，知っていますか？　基本となる数字をまず押さえておくと，その後の診療が見通しやすくなります．

　心臓血管研究所付属病院のデータベースより，心房細動合併心不全で入院した患者213人が，入院時にどのような原因による心不全と評価されていたかを調査すると[1]，入院時に病歴から基礎心疾患が判明していた患者，もしくは推測できた患者は，全体の約半数109人（51%）に過ぎませんでした．この既知の心疾患もしくは推測された心疾患には，弁膜症，心筋症，虚血性心疾患などがありました．

　一方で，残る約半数の104例（49%）は，本症例のように，基礎心疾患が全く不明の心房細動合併心不全でした．入院中の諸検査，ならびに退院後の経過観察から，このような患者の内訳は，HFpEF患者41人（入院時に原因不明だった症例の39%），拡張型心筋症患者33人（同31%），頻拍誘発性心筋症患者30人（同28%）と，3つの病態がほぼ三分していました．結果的に，原因不明の頻脈性心房細動を伴う心不全で，なおかつ低心機能（HFrEF）を呈した患者は，心房細動合併心不全で入院した患者全体の約1/3を占め，その原因として，拡張型心筋症と頻拍誘発性心筋症が二分するということになります．

頻拍誘発性心筋症とは？　その診断をどうする？

　頻拍誘発性心筋症は，頻脈の持続によって心筋収縮力が低下した状態を指しますが，具体的な定義に確たるものはありません．動物実験や，臨床経験から，およそ150/分以上の心拍数が2週間以上持続すると生じるとされています．しかし，実際の症例では，いつからどの程度の頻拍が持続していたのかを知る由もありません．また，入院時の心拍数，左室駆出率，BNP値で比較した場合，拡張型心筋症と頻拍誘発性心筋症に有意な差はないというのが実際です．

　難しそうなこの2疾患の鑑別は，実は案外簡単です．拡張型心筋症を基礎疾患として心房細動が合併して心不全を呈する場合には，たとえ受診歴がなくても，発症から急性心不全症状の発現まで長い時間経過が必要です．一方で，頻拍

誘発性心筋症の場合は，せいぜい数週間でこの病態が完成されます．

　この時間経過の違いは，①左室拡張末期径（Dd）の大きさ，②12誘導心電図でのQRS波形に反映されることでしょう．つまり，頻拍誘発性心筋症の場合は，左室駆出率（LVEF）は著明に低下していますが，左室拡張末期径はそれほど大きくなく，12誘導心電図のQRS波形も正常に近いことがほとんどです．病態の形成までに，左室の大きさやQRS波形に影響を及ぼすだけの十分な時間がないからです．

　私は，来院時に拡張末期径が60mm以下で，QRS波が正常ならば，頻拍誘発性心筋症の可能性が高いと判断しています．本症例もこのような特徴をもっていることから，頻拍誘発性心筋症と推測できるでしょう．

　拡張型心筋症と頻拍誘発性心筋症は，当然ですが，その予後が全く異なります．原因不明の頻脈性心房細動を合併した心不全例のなかで，拡張型心筋症が原因と評価された患者群は，平均年齢が最も若く，入院期間が最も長く，約4年間の経過観察における心不全による再入院率が最も高くなっていました[1]．それに比べて，頻拍誘発性心筋症が原因と評価された患者群は，入院日数が短く，退院後の洞調律維持率が高く，心不全による再入院率が顕著に低いだけでなく，退院後4年間に心血管死亡が生じなかったという特徴があります．似たような心拍数，左室駆出率，BNP値でありながら，その鑑別は患者にとってきわめて重要です．

頻拍誘発性心筋症による心不全の治療は？

　頻拍誘発性心筋症の場合，治療方針は単純です．原因が頻拍なので，その原因を除去してやれば…，つまり頻拍を正常にすれば，その後，心収縮力は自然に回復するはずです．つまり，心房細動の心拍数調節，そして洞調律化が治療の基本

になります.

　洞調律化を, いつ, どのように行うかについては, さまざまな考えかたがある
と思いますが, 結局のところ, どの方法でも同じような予後が確保されるだろう
と思っています.

　私自身は, 心不全を改善することが, 交感神経の過緊張をやわらげ, 自然に心
拍数を低下させる, 最も基本的で優しい治療として重要視しています. したがっ
て, 酸素投与や, 利尿薬, 血管拡張薬の使用で, 十分な利尿が得られれば, やが
て自然に心拍数は低下すると予想します. 効果は1日程度の過程で判断します
が, 利尿が十分でないと感じたときには, 多くの場合, 心拍数は高いままなの
で, ランジオロール静注を加えて利尿薬を増量します. 目標心拍数は, せいぜい
120/分程度です. これでも心不全が軽快しない場合は, 心拍数を制御するより,
電気ショックによる洞調律化を図った方が効率的です. ①心不全治療, ②心拍
数調節, ③電気ショックという順序で, 時系列的に対処することでしょう. な
お, 原因が頻拍誘発性心筋症であると考えた場合, アミオダロンを用いるより,
電気ショックを優先して考えています.

　洞調律化を行わなかった症例でも, 心房細動のまま心不全が徐々に軽快し, 心
拍数も低下して, やがてβ遮断薬と少量利尿薬の経口投与で管理できる状態に落
ち着くことがほとんどですが, そこで安心してしまいがちです. カテーテルアブ
レーション治療が可能だと判断すれば, 間髪を入れず, アブレーションを強く勧
め, 退院までにその実施予定日まで決めてしまうぐらいの積極性 (かならずしも
その入院期間中に実施しなくてもよい) が必要だと考えています.

　というのも, 心房細動による頻拍誘発性心筋症には, ①心房細動による心不
全以外の症状がまったくない, ②病院通院歴もあまりなく, 病院とは縁が遠く
なりやすいという特徴があります. だからこそ, 心不全の症状が出るまで, 病院
を受診する気も生じなかった…, 頻拍誘発性心筋症の患者をみると, 皆この点が

共通です．このまま退院してしまうと，のど元過ぎれば熱さ忘れるで，同じことがもう一度起こる可能性を残すことになります．患者にとって，心不全入院は大きな出来事であり，このようなことを二度と起こさないようにと，さまざまな決心がしやすい環境です．ここで積極的にカテーテルアブレーション治療を勧めないと，外来受診中の勧奨では決断を先延ばしされ，治療の機会を失いかねません．

　心不全入院中は，抗凝固療法は必須です．心不全入院中および退院後半年間の脳梗塞発症率は，心不全のタイプにかかわらず高いことが知られています．本症例のような心不全入院患者ではもともとリスクが高いうえに，近い将来，電気ショックによる洞調律化が必要な場合があります．そのため，持続的に効果を発揮させるという意味で1日2回のDOACを用いたいと考えています．

■文献
1）Fujino T, et al.: Circ J, 71: 936-940 2007.

Case 11

心房細動に対する
カテーテルアブレーション施行患者

症例

　73歳男性．高血圧，心房細動による頻拍誘発性心筋症に由来する心不全既往があり，心房細動に対してこれまでに計2回カテーテルアブレーション治療を受けた．抗凝固薬は術後から継続して服用している．ようやく術後1年を経過して，自覚症状，受診時の心電図，さらに3ヵ月ごとの24時間心電図で心房細動はこれまで全く記録されていない．患者はときおり出現する鼻血が気になり，耳鼻科を受診しているが，その後も鼻出血が再発し，可能であれば抗凝固薬の服用をやめたいと希望している．

　身長172cm，体重68kg，Ccr 70mL/kg（eGFR 64mL/分/1.73m²）．心機能は良好で，左房径は正常．現在の処方内容は，カンデサルタン1日8mg，リバーロキサバン1日15mgである．

　本症例では，どのような対処を行うか？

Suggestions

❶　リバーロキサバンを中止する
❷　リバーロキサバン服用継続を勧める

❶リバーロキサバンを中止

　ガイドラインどおり，単純に CHADS$_2$ スコアを計算すると 1 点だから
といって中止するわけではないのですが，結果的にそれと同じ選択になり
ます．本症例では心房細動再発のリスクは小さいと予想し，患者の希望に
沿うようにします．ただし，今後の経過観察しだいで，抗凝固療法を再開
しなければならなくなる可能性も伝えておきます．

　脳卒中発症リスク因子のない心房細動患者であれば，カテーテルアブレーショ
ン術前術後の抗凝固薬の継続使用法は定型的に決定できます．しかし，少しでも脳
卒中のリスクがある場合には，抗凝固薬をいつまで継続するかが悩みの種です．

　アブレーション治療に成功したといっても，その後，生涯にわたって心房細動
が生じないという保証はありません．あるいは，すでに無症候性の発作性心房細
動が生じているものの，気づいていないだけかもしれません．脳卒中の既往，脳
卒中リスクの重積があれば，心房細動再発の有無にかかわらず，抗凝固薬の継続
が必要でしょう．しかし，脳卒中リスクがきわめて高いというほどでなく，同時に
心房細動の再発を全く認めない場合には，医師，患者ともに迷いが生じ始めます．

ガイドラインにおける
カテーテルアブレーション前後の抗凝固療法

　「不整脈非薬物治療ガイドライン（2018 年改訂版）」[1] では，カテーテルアブ
レーション術後の継続的な抗凝固療法として，①持続性心房細動および脳梗
塞高リスク例（CHADS$_2$ スコア 2 点以上）では，術後，心房細動再発の有無に

かかわらず3ヵ月間の抗凝固療法，②CHADS$_2$スコア2点以上の患者では，術後3ヵ月以降も抗凝固療法の継続が望ましいとされています．

　一方，CHADS$_2$スコアで0〜1点の患者についてはどうでしょうか？　前出のガイドラインでは，「CHADS$_2$スコア0点で左房の拡大のない発作性心房細動症例では，抗凝固薬は3ヵ月後に中止可能である．同スコア1点では判断は難しいが，発作性か持続性か，塞栓リスクと出血リスク，左房径，BNP値，D-dimer値，患者の意向などを総合的に判断し，中止または続行を決定する」と記載されており，悩ましい点が残ります．

　本症例で，厳格にCHADS$_2$スコアを計算すると，現時点で1点です．さらに，左房径は正常なので，カテーテルアブレーション治療の3ヵ月後には，抗凝固療法の中止も続行も可能ということになります．しかし，2年経てば年齢は75歳です．そのときに，心房細動が再発して再度心不全が生じれば，CHADS$_2$スコアは計3点になります．このような事態を想像すると，3ヵ月経ったからといって抗凝固薬を安易に中止することは，将来の脳梗塞につながるのではないかと不安になるかもしれません．CHADS$_2$スコアは，あたかも一定のもの，安定したものと考えられがちですが，実は変化するものです．変化するスコアを使って，単純に治療方針を割り切ることには限界があります．

カテーテルアブレーション後の長期経過観察は何を物語るか？

　近年では，カテーテルアブレーション治療の成績は安定し，確立した治療となりました．施行件数が増加したため，カテーテルアブレーションを受けた患者が長期的にどのような経過をたどるかという経験も，多くの医療者が体験してきました．術後1年間まったく心房細動が生じず，これはもう完治したと思った患者が，5，6年後にひょっこり心房細動発作の再発で受診することも，もはや珍

しいとは言えなくなっています．カテーテルアブレーションは，経皮的冠動脈インターベンション（PCI）とよく似ています．「完治」「根治」という日本語が誤解を生みやすいのかもしれません．これらの侵襲的治療は，現状を完治させますが，それは，その疾患が生涯もう二度と生じないことを意味しているわけではありません．患者と医療者では，若干の理解の違いがまだあるかもしれません．

　では，実際の心房細動再発率はどうでしょうか．日本から，カテーテルアブレーション治療後の患者 1,206 人を対象とした最長 10 年間という長期にわたる経過観察の報告がなされています[2]．

　次の図は，最終アブレーションから，心房細動が再発しなかった期間を示したものです．

◆ **最終のカテーテルアブレーション治療後，心房細動を再発しなかった患者の割合**

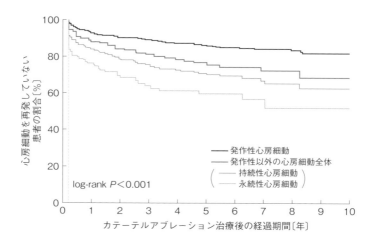

2004〜2015 年に京都大学で初回のアブレーション治療を受けた 1,250 人の心房細動患者のうち 1,206 人の経過を，心房細動のタイプ別に追跡調査した．

[Kawaji T, et al.: Int J Cardiol, 249: 204-213, 2017 を一部改変]

　心房細動の再発率は時間とともにやがて頭打ちになるものではありません．最終アブレーションから 1 年間が最も再発を生じやすい期間ですが，その後 3 年後まではやや多い状態が続き，最終的には年率 1〜2％程度に低く抑えられながらも，一定程度は生じ続けます．

　再発のリスク因子には，治療前に長期持続性心房細動と診断されていることのほか，女性，持続性心房細動，糖尿病の合併，左室拡張末期径＞55 mm，左房径＞40 mm があげられました．

　つぎに，カテーテルアブレーション治療を受けた患者で，どのように抗凝固療法が中止されたかをみてみましょう[2]．

◈ CHA$_2$DS$_2$-VASc スコア別の累積 DOAC 服用中止率

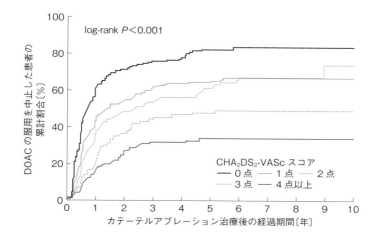

2004〜2015 年に京都大学で初回のアブレーション治療を受けた 1,250 人の心房細動患者のうち 1,206 人の経過を，脳梗塞のリスクスコア別に追跡調査した．

[Kawaji T, et al.: Int J Cardiol, 249: 204-213, 2017 を一部改変]

臨床現場では，抗凝固療法の中止率に脳梗塞リスクに応じた傾向があること，つまり脳梗塞リスクが高いほど抗凝固薬は中止されにくいことがわかりますが，このグラフからは，中止に至る判断が杓子定規でないことも見て取れます．脳梗塞リスクが非常に低い（CHA$_2$DS$_2$-VASc スコアが 0 点の）患者でも約 20% は 10 年間にわたり抗凝固療法を継続していますし，脳梗塞リスクがきわめて高くても約 30% の患者は抗凝固療法を最終的に中止しています．また，抗凝固療法の中止時期については，最終アブレーション後 1 年以内が最も多く，3 年後まで持続的に中止例が増加し，その後は安定するとみてよさそうです．そして，初めのグラフ（p.100）が示すような治療効果と，2 つめのグラフ（p.101）が示す抗凝固療法施行率で，患者全体の 10 年間の脳卒中発生率および大出血発生率は，それぞれ 4.2%，3.5% であったということです．年率換算してみれば，何かを評価するための基準としてはかなり小さい数字になってしまうことがわかるでしょう．

　このような長期成績をみて思うことは，患者を長期にきちんと経過観察することこそ重要だろうということです．この期間ほぼ放置していた場合と，逆に患者の変化をつぶさに観察し適切に医療介入していた場合では，まったく結果が異なるはずです．そして，抗凝固療法は，そのような観察に基づいて，試行錯誤的に開始や中止が可能な薬物のひとつですから，アブレーション後の抗凝固療法の適切な実施期間には唯一解があるはずだという狭量な考えかたに陥る必要はないと考えています．

はたしてこの患者における心房細動の再発率は どの程度なのだろう？

　本症例では，ここまで 1 年間の心房細動再発は認められていません．しかし，この後まだ 2 年間は再発率が相対的に高い時期が続くことも事実です．脳卒中の発生を強く恐れる場合には，アブレーション後 3 年は抗凝固療法を継続する

ことにして，今から 2 年後に継続するかどうか再考するという考えかたもひとつの選択肢でしょう．しかし，患者は日常的に生じる鼻血を，あと 2 年間，我慢できるでしょうか．

心房細動に対するアブレーション治療後の再発を予測することは，経験や症例数が増えた今でも難しいと感じます．これまでの研究では，再発予測因子として，①年齢，②心房細動の持続期間，③左房径などが指摘されていますが，いくつも指標があると，臨床現場ではとっさに判断しにくいと感じてきました．

そのようななか，最近自分がこれは簡便だと感じながら用いている指標がeGFR（推算糸球体濾過量）です．なぜ，腎臓なのか…ですが，先ほどあげた再発予測因子を思い浮かべてください．①年齢が上がれば，②心房細動の持続期間が長くなれば，eGFR は低下するでしょう．また，逆の考えかたになりますが，③腎機能が低下していれば，相対的に体液量増大を介して，左房径が大きくなっているだろうと想像することも難しくありません．

そのほか，eGFR の変化は，心房細動の再発と関連する生活習慣由来の全身性炎症の影響を一部表現しているとも言われています．であれば，eGFR がアブレーション後の再発リスクを評価するバイオマーカーになると考えることができます．

次の図は，約 1,400 人の患者を対象にその仮説を検証した結果です[3]．アブレーション治療後 1 年間の再発率はどの eGFR の群でも高いのですが，その後 3 年後まで継続して再発率が高い群は，いわゆる慢性腎臓病（CKD）に属する患者であることがわかるはずです．

◆ カテーテルアブレーション後の心房細動再発と eGFR の関係

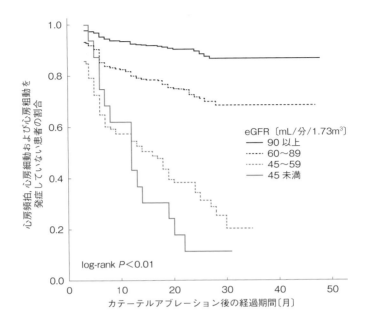

2011〜2015 年に中国広東省の病院でアブレーション治療を受けた非弁膜症性心房細動患者 1,407 人の
データを解析した.

[Deng H, et al.: Arch Cardiovasc Dis, 112: 420-429, 2019 を一部改変]

　本症例では, eGFR が 60 mL/分/1.73m^2 以上あり, 心房細動再発率はそれほ
ど高くないと見積もることができます. もちろん, これだけが唯一の根拠ではあ
りませんが, これからの診療の自由度は高いと考えながら, 患者の将来を定期的
に観察していきたいと思います.

■ 文献
1) 日本循環器学会ほか 編：不整脈非薬物治療ガイドライン（2018 年改訂版）. 日本循環器学会 / 日本
　 不整脈心電学会合同ガイドライン, 2019 年 3 月 29 日発行, 2019 年 11 月 20 日更新.
2) Kawaji T, et al.: Int J Cardiol, 249: 204-213, 2017.
3) Deng H, et al.: Arch Cardiovasc Dis, 112: 420-429, 2019.

Case 12

慢性心房細動と冠動脈インターベンション

症例

　79歳男性．慢性心房細動，高血圧，糖尿病，脂質異常症で経過観察中の約1年前に急性冠症候群を発症し，左前下行枝近位部にステント留置術を受けた．その際，左回旋枝中間部にも狭窄病変を認めたが，血流予備量比（FFR）は0.84であり薬物療法による経過観察（defer；ステント治療の見送り）となった．その後，自覚症状はなく，左室機能も保持されている．ステント挿入から1年経過後に行われた運動負荷心筋シンチグラム検査では，運動誘発性心筋虚血を認めていない．

　体重63kg，CCr 45mL/分．毎回の処方時に残薬分を減量調整している．現在の処方内容はクロピドグレル1日75mg，アピキサバン1日10mg.

　本症例では，今後の抗血栓療法をどのように行うか？

Suggestions

❶　現在の処方を継続する

❷　抗血小板薬（クロピドグレル）を中止する

❸　抗凝固薬（アピキサバン）を変更する

❹　抗凝固薬（アピキサバン）を変更し，抗血小板薬（クロピドグレル）を中止する

❸ 抗凝固薬を変更する

　服薬アドヒアランス向上を狙い，抗凝固薬を 1 日 1 回服用の DOAC に変更します．本症例では受診時に残薬があることが確認できており，毎日の服用継続に自信がもてないため，クロピドグレルはそのままにしておきます．小出血も含めて出血事象が生じた場合，あるいはアドヒアランスに自信がもてた場合は，クロピドグレルを中止します．今後，一度 defer された冠動脈の狭窄病変が進行するかどうかが，一番大きな懸念事項です．

　心房細動と冠動脈疾患の合併は，欧米で多く，日本ではそれに比べて少ないとされてきました．たしかに，日本における両者の合併は，まだそれぞれの疾患患者の約 10%に満たない程度ですが，今後増加するはずです．

　かつて，心房細動には抗凝固療法，冠動脈疾患には抗血小板療法が必須と考えられてきたため，両者が合併した場合，足し算して，生涯にわたって抗凝固療法と抗血小板療法の併用が必要だろうと想定されてきた時代がありました．つまり，ステント治療を行った場合，抗血小板薬 2 剤と抗凝固療法が永続的に併用されたため，生体内に備わる止血機能が喪失した状態をつくり出してきたわけです．現在ではこの三剤併用療法のリスクが充分に認識され，"Less is more（少ないほどよい）"という逆転の発想が定着しています．

心房細動合併ステント留置患者における
抗血栓療法のスタンダード

　現在，「2020 年改訂版 不整脈薬物治療ガイドライン」で示される，心房細動

患者にステント留置を行った場合の薬物治療の方針は，次のようなクリアカットなものとなっています[1].

> ・ステント留置術の周術期には，抗凝固薬 1 剤と抗血小板薬 2 剤（アスピリン＋P2Y$_{12}$ 受容体拮抗薬）の三剤併用療法を行うが，その期間は 2 週間以内と短期にとどめる
> ・出血リスクと塞栓症リスクを評価したうえで，周術期以降の標準治療は，抗凝固薬と P2Y$_{12}$ 受容体拮抗薬の 2 剤併用とする
> ・ステント治療後 1 年以降の慢性期は抗凝固薬を単剤で使用する

まさしく，"Less is more" を目指した抗血栓療法です．このうち，「1 年以降の慢性期は抗凝固薬を単剤で使用する」という治療方針の根拠は，日本から発信された AFIRE study[2]（p.111，**column 14** 参照）によるものです．

経皮的冠動脈インターベンション（PCI）施行患者を対象とした世界共通の高出血リスク（HBR）の定義が，国際的な学術研究コンソーシアム（ARC）が作成したコンセンサスドキュメントによって，2019 年に「ARC-HBR 評価基準」として策定されています．これに基づけば，抗凝固療法を施行している患者はすべて高出血リスク患者となります．この基準が策定されたことにより，心房細動患者における PCI 時，ならびにその経過観察中の抗血栓療法が単純化したと言えるでしょう．

抗凝固薬は抗血小板薬を兼ねる

心房細動患者における PCI 周術期・術後の抗血栓療法は，これまでの数々の大規模臨床試験の結果に基づいてコンセンサスを得てきたわけですが，基礎医学の視点から考えても "Less is more" の概念には妥当性があります．

血小板は，分子である凝固因子とは異なり，細胞です．したがって，血小板を凝集させるためには，数多くの情報伝達経路が備わっています．次の図は，その情報伝達経路を模式的に表したものです[3]．

◇ 血小板凝集とシグナル伝達カスケード

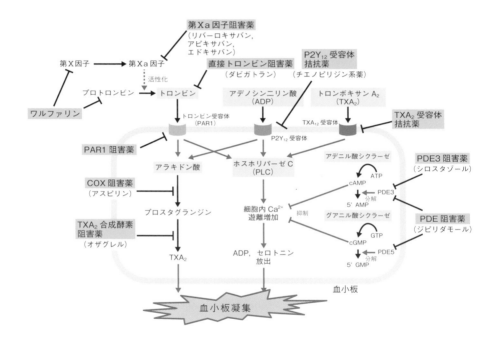

[西川政勝，田丸智巳：抗血小板薬とその作用機序. 臨床薬理 40 巻 6 号, p. 253-260, 2009 を参考に作成]

　複雑にみえますが，臨床現場で用いる薬剤に注目すると，アラキドン酸経路をアスピリンが阻害し，PLC（ホスホリパーゼ C）経路を P2Y$_{12}$ 受容体拮抗薬が阻害することが見てとれるでしょう．その意味で，いわゆる DAPT（抗血小板薬の二剤併用療法）は理にかなった強力な抗血小板療法と言えます．

　そして，このアラキドン酸経路と PLC 経路の両者に作用する上流の経路に，トロンビンによる刺激があることもわかります．そして，ワルファリンであれ，直接作用型経口抗凝固薬（DOAC）であれ，薬物の作用機序は異なりますが，いずれも凝固カスケードを阻害し，最終的にトロンビンの作用を減弱させる薬物と言えます．したがって，抗凝固薬は，作用の程度は別にして，トロンビン受容体刺激を減弱させるという抗血小板作用をもちあわせています．実際に，古い研究になりますが，ワルファリンには，心筋梗塞の予防効果も，またアテローム血栓性脳梗塞の予防効果もあることが知られています．これは，ワルファリンによる抗血小板作用によるものなのでしょう．

　基礎医学の視点で考えれば，ステント留置直後だけは強力な抗血小板薬が必要ですが，ステント内を内皮が覆うにつれて，必要な血小板阻害の程度も徐々に低下し，最終的には抗凝固薬のもつ程度の抗血小板作用で十分になると理解できます．

抗凝固薬における抗血小板作用の弱点

　本症例では，基礎的に考えても，またガイドラインに沿っても，「抗血小板薬を中止する」という選択が標準的なものになるでしょう．しかし，抗凝固薬がもつ抗血小板作用に隙はないかといえば，薬物の半減期に潜んでいます．DOAC は抗血小板薬に比べてその半減期がはるかに短く，服用を忘れればすぐに抗血小板作用も消失してしまいます．さらに，DOAC の血中濃度はその半減期の短さゆえに上下に揺れるため，ピーク時には十分な抗血小板効果があっても，トラフ時には不十分となりやすい可能性があげられるでしょう．ワルファリンであれば，このような DOAC の半減期の短さから生じる弱点はないと言えますが，この目的のためだけに DOAC をワルファリンに変更するという動機は生じないと思います．

心房細動患者の PCI 後 1 年以降の慢性期には，この DOAC の弱点に注意する必要があるでしょう．服薬アドヒアランスが不良な患者では，すぐに血小板凝集が生じやすくなる可能性を考慮しておく必要があります．この問題は，長い半減期をもつ抗血小板薬がつねに用いられてきた時代には，よほどアドヒアランス不良な患者を除いて臨床的な課題となりませんでした．しかし今，半減期の短い DOAC 単剤で経過観察する場合には，ふとした薬物服用の忘れが冠動脈イベントにつながるかもしれないという感覚をもつ必要があります．

　基本になりますが，心房細動合併冠動脈疾患の長期経過観察時は，服薬アドヒアランスが大きな意味をもっています．アドヒアランスが良好な患者では抗凝固薬単剤とすることが理にかなっています．しかし，確信がもてないうちは，大出血リスクがきわめて高い患者を除き，また出血事象のない限り，P2Y$_{12}$ 受容体拮抗薬は残したままにしておくのもひとつのオプションであると考えています．

■文献
1）日本循環器学会ほか 編：2020 年改訂版 不整脈薬物治療ガイドライン．日本循環器学会 / 日本不整脈心電学会合同ガイドライン，2020 年 3 月 13 日発行，2020 年 11 月 30 日更新．
2）Yasuda S, et al. (AFIRE Investigators): N Engl J Med, 381: 1103-1113, 2019.
3）西川政勝，田丸智巳：抗血小板薬とその作用機序．臨床薬理 40 巻 6 号，p.253-260, 2009.

column 14　AFIRE study

　AFIRE study[1] は，日本で行われた循環器領域の数多くの無作為化比較試験のなかで，初めて New England Journal of Medicine にその結果が掲載された研究で，日本の循環器学の歴史上でエポックメイキングな知見となったものです．この試験以前には，ステント治療後の冠動脈疾患患者には抗血小板療法，心房細動患者には抗凝固療法，そして両疾患が合併する患者には 2 つの療法を併用するという治療方針が理論的に当然とされてきました．ところが，AFIRE study によって，この広く行われてきた治療法に根拠がないことが明らかになりました．

　AFIRE study は，冠動脈疾患と心房細動を合併している患者へのリバーロキサバン単剤投与と，リバーロキサバン＋抗血小板薬 1 剤の併用療法を比較したもので，脳卒中や全身性塞栓症などの抑制効果においてリバーロキサバン単剤投与が非劣性であることが報告されました．これは，抗凝固療法が抗血小板療法を兼ねるというコンセプトのクリニカルエビデンスであり，この AFIRE study の結果は，日本はもちろんのこと，世界の診療ガイドラインに大きく影響を与えています．同時にこの研究は，複数の疾患が併存する患者の治療においては単なる足し算がつねに正しいわけではなく，「減薬」が正しいこともあるという，引き算に関する初めてのクリニカルエビデンスともいえるでしょう．

■ 文献
1) Yasuda S, et al. (AFIRE Investigators): N Engl J Med, 381: 1103-1113, 2019.

Case 13

腎透析例に発症した発作性心房細動

症例

　78歳男性．糖尿病性腎症による腎透析を約10年以上続けている．現在，高血圧，脂質異常症などに関する薬物治療を継続しながら透析病院に通院している．半月前から，透析中に発作性心房細動が認められるようになった．その際に，血圧が低下し，胸部不快感を覚えることが複数回あり，紹介受診となった．

　糖尿病に対してインスリン自己注射を行っている．その他の処方内容は，ニフェジピン40mg，カンデサルタン8mg，ピタバスタチン4mg，カルベジロール10mg，ランソプラゾール15mg，リナグリプチン5mg，炭酸ランタン1,500mg，球形吸着炭錠6g（以上，すべて1日量）．

　心臓超音波検査では，左室収縮能は正常，左房径は50mmと増大している．冠動脈CT検査では，冠動脈全体にわたり動脈硬化病変は存在するが，有意な狭窄は認めない．安静時血圧136/84mmHg，心拍数60/分（透析前日に測定）．透析中に生じた発作性心房細動の心拍数は100〜130/分程度である．この症例に対して，どのように対処するか？

Suggestions

❶　DOAC を投与する

❷　ワルファリンを投与する

❸　脳卒中予防（抗凝固療法）は行わない

❹　抗不整脈薬を投与する

❺　カテーテルアブレーション治療を行う

❻　心拍数管理を行う

❸, ❹ （無効な場合，❺, ❻を選択することもある）

　透析患者の心房細動に対して，脳卒中の一次予防目的での抗凝固療法は行いません．洞調律維持はきわめて難しいことを承知したうえで，まずは抗不整脈薬であるプロパフェノンを1日量150〜200 mgで開始し，発作性心房細動がどうなるかを観察します．無効な場合，カテーテルアブレーション治療に進むか，あきらめて血圧維持目的の心拍数調節にとどめるかは，患者の意向しだいです．

　内科外来で出会う頻度は高くありませんが，透析医の先生がたにとっては日常的によく遭遇する症例でしょう．透析患者における心房細動の発現頻度は報告によりまちまちですが，近年では，透析患者の高齢化に伴い，その頻度が増加していることは間違いありません．このような患者における脳卒中予防および洞調律維持の是非は長いあいだ論争の的であり，現在もとても解決したとは言えない課題です．

脳卒中予防をすべきかどうか

　ひと昔前なら，透析患者であっても積極的に抗凝固療法を行って脳卒中予防を行おうという機運がありました．透析が必要な心房細動患者を対象にしたワルファリンの無作為化比較試験はありませんが，観察研究のなかに，透析患者でもワルファリン投与群で予防効果が優れると報告したものがあったからです[1,2]．

　この課題に関する文献を紐解けば，発表当時は立派に見えた論文であっても，のちに否定され，そのうち消えて忘れ去られるという残念な歴史を追体験するこ

とができます．系統的にひとつのテーマに関する数多くの論文を発表年順に読むと，「万物は流転する」という原則を忘れてはいけないことを教えてくれます．

　2010 年代後半以降の報告では，透析患者に対するワルファリン投与は害多くして益はほとんどないという観察研究，ならびにそのメタ解析が目白押しです．ワルファリンに関して最も新しい報告[3]では，15 の観察研究（対象患者の総計は 47,480 人）のメタ解析を行い，ワルファリンに透析患者での虚血性脳卒中の予防効果はない一方で，出血性脳卒中を増加させたとしています．

　また，ワルファリンのみならず，直接作用型経口抗凝固薬（DOAC）を含んだメタ解析も報告されています[4]．

◈ 透析患者における抗凝固薬の有効性と安全性

（A）有効性（脳卒中・全身性塞栓症の発生リスク）

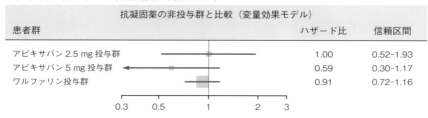

抗凝固薬の非投与群と比較（変量効果モデル）		
患者群	ハザード比	信頼区間
アピキサバン 2.5 mg 投与群	1.00	0.52-1.93
アピキサバン 5 mg 投与群	0.59	0.30-1.17
ワルファリン投与群	0.91	0.72-1.16

（B）安全性（大出血の発生リスク）

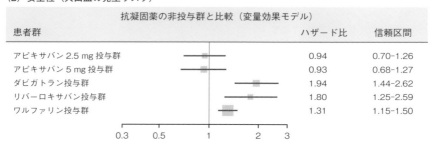

抗凝固薬の非投与群と比較（変量効果モデル）		
患者群	ハザード比	信頼区間
アピキサバン 2.5 mg 投与群	0.94	0.70-1.26
アピキサバン 5 mg 投与群	0.93	0.68-1.27
ダビガトラン投与群	1.94	1.44-2.62
リバーロキサバン投与群	1.80	1.25-2.59
ワルファリン投与群	1.31	1.15-1.50

論文データベースを用いて抽出した 16 件の観察研究データを使用し，長期透析を受けている心房細動患者での，さまざまな抗凝固療法の有効性と安全性を調査した．

[Kuno T, et al.: J Am Coll Cardiol, 75: 273-285, 2020 を一部改変]

DOACであっても透析患者での虚血性脳卒中の予防効果はなく，ワルファリン，ダビガトラン，リバーロキサバンを投与した患者では，アピキサバン投与群や無投薬群に比べて大出血を増加させたとしています．そのアピキサバンですら，別の観察研究では，無投薬例に比べ，虚血性イベントは減少せず，頭蓋内出血や致死的出血が増加したとされています[5]．

同じ心房細動であっても透析例と非透析例では似て非なるものととらえておく必要があります．実際に日本の観察研究では，透析患者における虚血性脳卒中の発症率は心房細動群と洞調律群で変わらないという報告があります[6]．また，透析患者ではワルファリン使用時のPT-INR（プロトロンビン時間-国際標準比）を用いた用量調節はきわめて難しいことが知られ，DOACにおいても，血中濃度測定などを用いた適切な用量設定がまだされていないのが実情です．つまり，治療目標としている脳卒中予防の重みが異なるうえ，その予防に用いる抗凝固療法の用量が心もとない…，だからこそ無投薬の方がましと無難に考えてよいのではないでしょうか．どうしても脳卒中予防をしなければならないと考えたときには，左心耳閉鎖デバイスを用いた非薬物療法が好ましいかもしれませんが（その場合でも，HAS-BLEDスコアで3点以上の症例を選び，一時的な抗凝固療法のほか，アスピリンの長期継続投与が必要になります），その長期成績は今後の研究を待つ必要があります．

カテーテルアブレーションは可能か

透析例における心房細動の洞調律維持はきわめて難しいことが経験的によく知られてきました．実際のところ，過去の論文を紐解いても，わずかな観察研究があるだけで，カテーテルアブレーション治療，抗不整脈薬，心拍数調節治療ともに，その効果，安全性は十分に検証されていません．

透析患者に対するカテーテルアブレーション治療後の心房細動再発率は，一般

成人に比べると高いことは間違いないでしょう．日本からいくつかの観察研究が報告されていますが，対象患者はいずれも抗不整脈薬が無効な例で，さらにすべての研究で症例数が2桁レベルという少なさです．このデータそのものが，現状で，透析患者の心房細動に対するアブレーション治療が行われにくい状況を物語っています．また，その成績（心房細動の非再発率）は，複数回のアブレーションを行った場合で，数年という比較的長い期間では50％程度です．抗不整脈薬に関する十分なデータは全く欠如しており，これ以下の成績になることは間違いないでしょう．透析患者では，血管内容量，電解質濃度が大きく変動するため，そもそも洞調律維持は難しいと考えます．

　きっちりしたデータが少ない現状では，患者に3つのオプションがあることを提示し，いずれも効果は各患者によって異なり，試行錯誤するしかないことを伝えています．そのうえで，患者が現在困っているのであれば，洞調律維持をまずは目指すのですが，いきなりアブレーション治療には医師・患者ともに踏み切りにくいため，十分にデータのない抗不整脈薬から試行錯誤し始めます．

　数ある抗不整脈薬のうち，腎機能にあわせて用量調節をしなくてよい薬物は，排泄経路が主に肝代謝であるプロパフェノンとアプリンジンだけです．ただし，肝代謝の薬物であっても，透析患者では代謝能が低下している可能性が高く，また血清カリウム値の異常により，効果が強く現れる場合もありうるため，低用量から開始します．個人的には，プロパフェノン1日量150〜200 mgをよく用いています．プロパフェノンにはβ遮断作用があり，心房細動発作時の心拍数の低下効果にもわずかに期待しているからです．

　それでも効果がなく，自覚症状が強かったり，発作時の血圧低下により透析維持が難しいという場合には，カテーテルアブレーション治療を勧めることになります．アブレーションは気乗りしないという場合には，安全性の点から将来的な不安を抱く抗不整脈薬ではなく，β遮断薬に切り替えて，心房細動発作をむしろ受けて立ち，慣れていくという方法を勧めます．

β遮断薬は，ビソプロロール，カルベジロールともに一般成人の半量でよいと考えながら処方していますが，多くの場合，心房細動発作中の低血圧が問題となりやすいため，降圧作用より心拍数低下作用が優勢なビソプロロールを選択しています．透析患者の心不全に関する介入研究では，これらの薬物に予後改善作用があることが報告されているため[7]，医師としては抗不整脈薬を使用するよりずっと安心できます．何はともあれ，"Do no harm"という方針に沿うことになるからです．

■ 文献
1) Olesen JB, et al.: N Engl J Med, 367: 625-635, 2012.
2) Friberg L, et al.: Eur Heart J, 36: 297-306, 2015.
3) Randhawa MS, et al.: JAMA Netw Open, 3: e202175, 2020.
4) Kuno T, et al.: J Am Coll Cardiol, 75: 273-285, 2020.
5) Mavrakanas TA, et al.: Clin J Am Soc Nephrol, 15: 1146-1154, 2020.
6) Mitsuma W, et al.: Intern Med, 57: 2295-2300, 2018.
7) Tang C, et al.: J Am Heart Assoc, 5: e002584, 2016.

Case 14

拡張型心筋症に初発の心房細動を合併した心不全

症例

　68歳男性．60歳時の健康診断で心電図異常を指摘され循環器内科を受診し，拡張型心筋症と診断されて，外来通院していた．診断時の左室駆出率（LVEF）は42%であったが，その後カルベジロール，エナラプリルの服用により，LVEF 55%まで改善し，自覚症状なく経過していた．

　1ヵ月前より安静時にも生じる動悸を自覚し，徐々に息苦しさが生じ始めたため，受診した．今回の受診時には，血圧122/78mmHg，下腿に軽度浮腫があり，体重は68kgと通常より2kg増加していた．12誘導心電図では心房細動（心拍数110/分）がみられたほか，胸部X線写真で肺うっ血と少量胸水を認め，急性心不全と診断され入院となった．

　これまでの処方内容はエナラプリル1日5mg，カルベジロール1日20mgである．前回検査時のBNP値は60pg/mL前後であったが，今回は460pg/mLに増加していた．同時に，血清クレアチニン値（血清Cr）は1.1mg/dL程度から1.3mg/dLに増加し，心臓超音波検査ではLVEFが28%まで低下していた．

　入院のうえ，安静，減塩，利尿薬投与という基本的管理を行ったうえで，本症例にどのようにアプローチするか？　さしあたっての対処と，長期的な対処の両者を考えてほしい．

Next→

Suggestions

さしあたっての対処

❶ ヘパリンの持続静注を開始し，心不全改善後にワルファリンに置き換える

❷ 抗凝固薬としてダビガトランを投与する

❸ 抗凝固薬としてリバーロキサバンを投与する

❹ 抗凝固薬としてアピキサバンを投与する

❺ 抗凝固薬としてエドキサバンを投与する

❻ 心房細動については経過観察

❼ 心拍数調節のためジゴキシンを投与する

❽ 心拍数調節のため非ジヒドロピリジン系 Ca 拮抗薬（ベラパミルもしくはジルチアゼム）を投与する

❾ 心拍数調節のためランジオロールを投与する

❿ 心拍数調節のためアミオダロンを投与する

⓫ 電気ショックで洞調律化を図る

長期的な対処

⓬ 心房細動のまま，心不全管理と心拍数調節治療を行う

⓭ 電気ショックを行い，Ⅰ群抗不整脈薬で洞調律維持を行う

⓮ 電気ショックを行い，ベプリジルで洞調律維持を行う

⓯ 電気ショックを行い，アミオダロンで洞調律維持を行う

⓰ カテーテルアブレーション治療を行う

Author's choice

❹, **❻**（必要があれば**❿**または**❾**），**⓰**

　アピキサバンで脳卒中予防を行い，心房細動はそのままに心不全管理に注力します．ただし，1日経過しても心不全の改善傾向が認められず，心拍数の増加がみられる場合には，アミオダロンを用いて心拍数管理を行います（左室駆出率が保たれていればランジオロールを用いることもできます）．

　心不全が軽快すれば，可及的速やかにカテーテルアブレーション治療を受けるよう患者に促します．

　拡張型心筋症に新規心房細動が発症したという症例です．もし1990年代なら，この症例の治療にはかなり難渋することが予想され，実際そのとおりとなることがほとんどでした．当時はまだ情報が整理されておらず，試行錯誤を繰り返すほかなかったからです．

　古くから心房細動を合併する心不全症例は予後不良であるとされてきましたが，実際にはその時間経過が重要です．そのなかでも，本症例のように，既存の基礎心疾患の上に新たに心房細動が発症した場合，その心房細動による予後悪化の影響が最も大きくなります[1]．対照的に，既存の慢性心房細動に新たに心不全が発症した場合，心房細動のもつ予後悪化作用は小さく，同じ心房細動合併心不全といっても，治療の考えかたが異なってきます．ごく最近，心不全に対してSGLT2阻害薬やアンジオテンシン受容体・ネプリライシン阻害薬（angiotensin receptor-neprilysin inhibitor；ARNI）が利用可能となりました．これらの新規薬剤が，このような症例にどのようなインパクトをもたらすか，個人的にはたいへん期待していますが，ここでは，新規薬剤を使用しないこれまでの考えかたをお示しします．

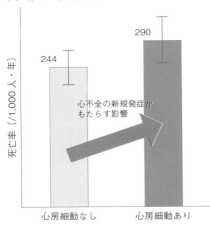

（A）新たに心不全を発症した患者

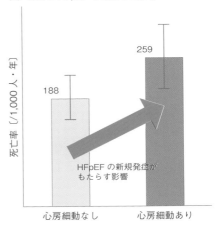

（B）新たに HFpEF を発症した患者

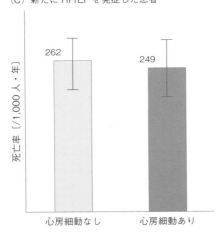

（C）新たに HFrEF を発症した患者

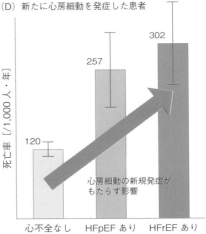

（D）新たに心房細動を発症した患者

同じ心房細動と心不全の合併例に見えても，予後に対する影響は，心不全がもともとあった症例に新規に心房細動を発症した患者群でより大きなものになる．

[Karnik AA, et al.: Cardiol Clin, 37: 119-129, 2019 をもとに作成]

脳卒中予防をどうするか？

　本症例でやはり重要なのは，脳卒中の予防です（p.126，**column 15** 参照）．脳卒中は，左室駆出率が低下すればするほど，また心不全の急性期であればあるほど，その発症率が高いからです．心房細動を合併する心不全急性期の患者に，経食道心臓超音波検査を行うことはそれほど多くないと思います．しかし，私自身の経験では，何らかの理由があって行った例ばかりという条件ですが，半数以上の患者で左心耳内血栓が見つかりました．その後の適切な抗凝固療法により全例で血栓は消失していますが，対処をひとつ間違えると大きな後悔が残ることでしょう．

　心不全例では，心不全そのもの，あるいは使用する利尿薬によって，腎機能が大きく変動します．かつて，このように腎機能が変動する患者に対しては直接作用型経口抗凝固薬（DOAC）の効果が不安定になるかもしれないという考えから，抗凝固療法をヘパリン静注で開始し，心不全の改善時にワルファリンに切り替えるという手法が一般的に行われてきました．しかし，古い歴史をもつ薬剤ではあるものの，ヘパリンに脳卒中予防のクリニカルエビデンスはありません．さらに，その後のワルファリン使用時のPT-INR（プロトロンビン時間–国際標準比）コントロールを難しくする因子そのものが，心不全，そして腎機能低下であることが明らかになり，この歴史的な抗凝固療法をこの病態に用いることはむしろ危険性を孕んでいることが判明してきました．

　腎機能の変動を前提とした場合，安全性の高いDOACは，腎排泄率が最も低いアピキサバンでしょう．本症例の場合，減量基準は満たさないことから，1日量5mg，1日2回の服用を開始します．ちなみに，減量基準を満たさない場合に減量すると（不適切減量を行うと），アピキサバン血中濃度は著しく低下するため，この薬剤の使用時はとくに減量基準を厳格に守ることが必要です（p.127，**column 16** 参照）．

心房細動に対する急性期の対処

　私自身，若いころから急性期心不全患者の心房細動に対してさまざまな対処を行ってきましたが，結局のところ，できるだけ何も行わず心不全診療に徹することが一番の近道ではないかと直感的に感じています．本症例の場合は，安静，減塩，必要に応じた酸素化，そして利尿薬でまず利尿を図るという方針になります．血圧しだいでは，必要に応じて，血管拡張薬やドブタミンなども用いますが，本症例では不要でしょう．急性心不全に合併した心房細動で心拍数管理を軽視してよいのかという批判に対しては，心不全が少しでも改善すれば自然に心拍数は適切なレベルまで低下するはずだと答えています．

　問題は，心不全が改善しない場合です．通常の心不全管理を行っても改善がみられない原因は，心房細動そのものにあるのでしょう．そして，このような場合，入院から 24 時間も経過すると心拍数はさらに高くなっているはずです．そのとき，もちろん電気ショックによる洞調律化もよい方法だと思っていますが，実際には，①心房細動再発率が高い，②左心耳内に血栓があるおそれがあるという 2 点から実施しづらく，まず心拍数調節を加えて心不全管理をすることになります．そして，これは医療者としての経験知と勘で判断するしかありませんが，心機能に余裕がないかもしれない，もしくは血圧が低いと感じたときには，アミオダロンの静注を用いて心拍数管理を行います．概して，LVEF が 30 % を下回る場合には，ランジオロールの使用は危険性があると考えています．目標の心拍数は，下げすぎない程度に…と思いますが，アミオダロンを用いた場合は自然に任せ，あとはただ心不全管理に注力するだけです．

心不全が改善したら…

　心房細動のまま，心不全の管理ができて落ち着いてきたときこそが，次の決断

をするときです．かつては，心不全が軽快し症状も消失したら，いったん退院して，外来管理を行うという保存的な方針をとることが多かったのです．しかし経験的に，この方針はやがてかならずと言ってよいほど破綻すると思っています．心不全軽快後に心房細動への積極的な介入を行わなかった症例の左室駆出率，つまり新たな心房細動の発現で大きく低下した左室駆出率は，その後の治療を頑張っても回復するどころか，徐々に低下する一方です．

　基礎心疾患があって，新規に心房細動が生じ，それが急性心不全の原因となった症例では，可及的速やかに非薬物療法で洞調律維持を図るべきです．電気ショックを行い，アミオダロンで洞調律維持を図るという方法もひとつのオプションですが，この方法は短期的にはよくても，中長期的にはまた同じ事態となる可能性が高いでしょう．本症例の場合には早めにカテーテルアブレーション治療を行って悪い芽を摘んでおくのがよいと思います．

　このような考えかたは，基礎心疾患が拡張型心筋症の患者に限りません．肥大型心筋症で心房細動併発による心不全が発症した場合も同様です．心臓弁膜症であっても通用します．実際に，僧帽弁閉鎖不全症では，心房細動の併発は，弁膜症手術（そして，この場合は Maze 手術も同時に施行）の適応条件のひとつにあげられています．

■ 文献
1）Karnik AA, et al.: Cardiol Clin, 37: 119-129, 2019.

15 心不全，心筋症における脳卒中の予防

　CHADS$_2$ スコア，CHA$_2$DS$_2$-VASc スコアを算出する際に，「心不全（C）」項目の判断は難しく，過大評価されやすいと column 07（p.51）で解説しています．「心不全（C）」は左室駆出率が 40％以下，もしくは半年以内の心不全入院歴があるときにカウントします．したがって，左室駆出率が 40％を超える改善がみられたとき，あるいは心不全入院を終えて半年が過ぎると，この項目のカウントは外す必要がありますが，多くの場合，わざわざ外す作業はしていないでしょう．加えて，HFpEF の外来診療中の患者では，心不全の管理をしているため思わず「心不全（C）」をカウントしたくなるのですが，この場合は定義に合致しません．HFpEF による脳卒中リスクの上昇は，「年齢（A）」というリスク因子に含まれると考えられており，過去半年以内の心不全入院がない場合にはダブルカウントとなってしまいます．

　なお，「心不全（C）」は，ここまでで紹介したような過大評価だけではなく，過小評価もされやすいことをここで指摘しておかなければなりません．見過ごされやすいリスク因子，それは，心筋症です．拡張型心筋症の患者では，経過とともに左室駆出率がいつどのような経過で減少するか，その将来が読みにくい場合が往々にしてあります．また，肥大型心筋症患者では，左室駆出率の値および入院歴にかかわらず，脳卒中リスクが高いことは古くから指摘されています．しかし，現在の「心不全（C）」項目では，これらの心筋症患者はその定義から漏れてしまう可能性があります．つまり，「心不全（C）」の定義が，脳卒中リスクの高い心筋症患者を過小評価してしまっているわけです．

　私は，リスクスコアにかかわらず，拡張型心筋症あるいは肥大型心筋症を伴う心房細動は抗凝固療法の積極的適応と考えて診療しています．実際に，古くから日本の診療ガイドラインでは肥大型心筋症は「その他のリスク因子」として取り上げられているほか，2020 年に欧州心臓病学会（ESC）が発表した最新の診療ガイドライン[1]では，「心不全（C）」の定義に肥大型心筋症を含むようになっています．

■文献

1) Hindricks G, et al. (ESC Scientific Document Group): Eur Heart J, ehaa612, 2020.

‹column›16 アピキサバンの血中濃度： J-ELD AF Registry

　わが国で直接作用型経口抗凝固薬（DOAC）が使用可能となった 2011 年，東日本大震災の年，DOAC にとって厳しい試練が早々にやってきました．それは，ダビガトラン投与後早期の大出血死亡が増加しているというブルーレター（安全性速報）です．ブルーレターのその先には使用中止が待っており，ダビガトランに対する大きな期待は裏切られるかもしれないという衝撃が日本中を駆け巡りました．今となっては，期待が大きかったばかりに販売開始直後は不適切な使用も多く，その結果もたらされた当然の結末ともいえるものです．当時，心臓血管研究所から，ダビガトランの血中濃度モニタリングが重要ではないかという報告[1] をしていましたが，大きく取り上げられることはありませんでした．しかし，それから数年経った 2014 年に，RE-LY 試験の事後サブグループ解析で，ダビガトランの血中濃度とアウトカムには一定の関係があることが報告され[2]，「発表が遅すぎるのではないか…，もっと早く発表されていたら，あのようなことは生じなかっただろうに」と残念に思ったことを覚えています．

　その後，すべての DOAC で血中濃度がアウトカムに関連している可能性が報告され，DOAC 血中濃度は一時的に脚光を浴びることになります．しかし，DOAC は半減期が短いため，その血中濃度は採血時間の影響を大きく受けるばかりか，通常の保険診療では測定できないという限界があり，血中濃度モニタリングは理論・概念として以上の発展はありませんでした．それでも，大出血時や過量投与時など，必要な場面では，ダビガトランでは aPTT（活性化部分トロンボプラスチン時間）が，リバーロキサバンとエドキサバンでは PT（プロトロンビン時間）が，過剰な血中濃度の代用指標として用いられてきました．しかし，困ったことに，アピキサバンの血中濃度変化は aPTT や PT 検査に反応しないため，臨床的にその血中濃度を推測する方法はありませんでした．

　そこで，アピキサバン投与患者における血中濃度とアウトカムの関係を知ろうと，アピキサバン投与を受けた 75 歳以上の心房細動患者を登録する医師主導型登録研究である J-ELD AF Registry（主任研究者：奥村謙，赤尾昌治，山下武志）のなかから，サブグループ研究として，約 1,000 人の患者でアピキサバンのトラフ時・ピーク時の血中濃度とその後 1 年間のアウトカムの関係を調査しています[3]．その結果，減量基準に該当せず 1 日量

10 mg を投与していた患者群では，アピキサバン血中濃度とアウトカムのあいだに関連はありませんでしたが，減量基準（①80歳以上，②体重60 kg 以下，③血清クレアチニン 1.5 mg/dL 以上）を2つ以上満たし，1日量を5 mg に減量した群では，高い血中濃度を示した症例で入院を要する大出血の発生率が高かったことが示されています．ただし，この大出血の発生は，高い血中濃度そのものの影響か，あるいは高い血中濃度をもたらした患者背景因子が原因かについてはまだわかっていません．しかし，臨床医が患者を大出血のハイリスク例であると判断したとき，DOAC 血中濃度測定はひとつの有用な指標かもしれないという概念は的を射ているようです．とはいえ，現状ではむしろ，ハイリスクと考えるときには血中濃度測定を行うよりも，リスクを最小化するような手立てを講じることの方が現実的でしょう．同時に，この J-ELD AF Registry では，1日5 mg 投与群では通常用量の 10 mg 投与群に比べて，血中濃度は約2/3 まで低下していました．減量基準を満たさないにもかかわらず減量した場合，血中濃度はおそらくそれ以上に大きく低下してしまうことでしょう．また，本薬剤には多様な排泄経路が推定されており，基準を満たさない安易な減量は慎むべきであるとあらためて教えられたことを思い出します．

■文献
1）Suzuki S, et al.: Circ J, 76: 755-757, 2012.
2）Reilly PA, et al. (RE-LY Investigators): J Am Coll Cardiol, 63: 321-328, 2014.
3）Suzuki S, et al. (J-ELD AF investigators): Eur J Clin Pharmacol, 76: 1111-1124, 2020.

Case 15

慢性心房細動の経過観察中に発症した心不全

症例

　79歳男性．約20年来，高血圧，脂質異常症，慢性心房細動に対して，抗凝固療法と心拍数調節治療を中心として外来診療および経過観察を続けている．これまで心血管イベントの発生はない．経過中，定期的に心臓超音波検査を行い，左室駆出率（LVEF）も約60%と安定していた．最近になり，ときどき下肢にむくみが生じることに気づいたほか，先週より階段昇降の際にこれまでにない息切れが生じて受診．今回受診時の体重は通常時より3kg増加していた．下腿に浮腫があり，経静脈怒張を認める．

　胸部X線写真で両側胸水を認め，血圧160/95mmHg，心拍数120/分．これまでの処方内容は，アムロジピン1日5mg，テルミサルタン1日20mg，ビソプロロール1日1.25mg，リバーロキサバン1日10mg（本症例のCcrは45mL/分）である．

　この症例に対してどのように対処するべきか？

Next→

Suggestions

本症例の急性心不全に対して…

[A] 心不全の診断と管理を行う

❶ 血管拡張薬と利尿薬を投与する

❷ 心臓超音波検査を行う

❸ 冠動脈造影検査もしくは冠動脈 CT 検査を行う

[B] 心房細動に対する治療を行う

❹ β遮断薬（ビソプロロール）を増量もしくはランジオロールを投与する

❺ 非ジヒドロピリジン系 Ca 拮抗薬を投与する

❻ アミオダロンを投与する

❼ 電気ショックによる洞調律化を図る

❽ 心房細動に対するカテーテルアブレーション治療を行う

❾ アブレーションによる房室ブロック作成とペースメーカー植え込み

Author's choice

❶，❷，❸；心房細動はそのままで心不全治療を行う

　まず血管拡張薬と利尿薬の投与を行い，クリニカルシナリオ 1（CS1）
の心不全管理を行いますが，心拍数に対してはひとまず経過観察としま
す．心臓超音波検査を行い，左室駆出率が維持され，中等度以上の弁逆流
がないことが確認できれば，その後は，安静と減塩を基本として，適正な
血圧管理と体重管理が可能になるよう降圧薬と利尿薬を決定するだけで
す．退院時には，減塩に関する栄養指導が必要でしょう．

　心臓超音波検査で左室駆出率の低下が判明した場合，あるいは中等度以
上の僧帽弁閉鎖不全，三尖弁閉鎖不全が合併していれば，その病態に応じ
た治療を加えることになります．

　長期にわたって同じ場所で外来診療を行っていると，かならずこのような患者
が増えてきます．本症例は，カテーテルアブレーション治療のない時代にすでに
慢性化した心房細動でした．高血圧や脂質異常症の治療とともに心房細動管理を
行い，約 20 年間入院するような心血管イベントが一度もなかったという既往か
らわかるように，どちらかといえば，これまでさほど特段のケアを要しなかった
という症例です．

　それでも，高齢になればかならず何かが生じます．そのなかで最も頻度の高い
出来事は，血栓塞栓症より，このような心不全です[1]．

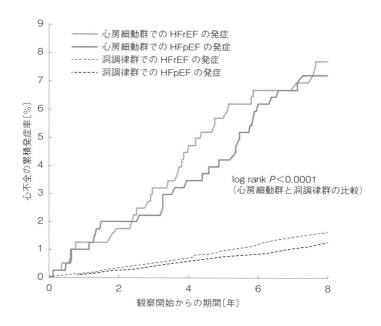

[Santhanakrishnan R, et al.: Circulation, 133: 484-492, 2016 を一部改変]

心不全の発症に心房細動はどの程度寄与しているのか？

　心不全症例に新規に心房細動が生じた場合（p.119, **Case 14**）とは対照的に，既存の心房細動症例に新規に心不全が発症した場合，心房細動のもつ重みはそれほど大きくありません．もちろん，心房細動は，①心房収縮の欠如，②心室収縮の不規則性によって心拍出量の低下に寄与するため，心房細動がない方がよいことは言うまでもありません．しかし疫学的には，心房細動以外の患者背景をそろえれば，洞調律群と心房細動群の心不全患者の予後はそれほど大きく変わりません．おそらく持続した心房細動に心臓がすでに適応し，心拍出量に関するデメリットを最小限にしてしまったのでしょう．

　そのように考えれば，慢性心房細動と診断されている患者に心不全が併発した場合，洞調律例と同じような対処を考えればよいことになります．本症例では，すでに心拍数調節と抗凝固療法は行っているため，心不全時に心房細動だからあえて追加しなければいけない治療はなく，単純な HFpEF のケアと考えて対処します．心拍数 120/分は洞調律例でも十分にありうる数字です．心不全が改善すれば，やがて自然に低下していくことでしょう．

　本症例は，収縮期血圧が 160 mmHg であり，浮腫のほか息切れがあることから，クリニカルシナリオ 1（CS1）の心不全です．血管拡張薬による降圧をまず行い，体液貯留に対して利尿薬を投与し，洞調律例と同じように心不全管理を行います．

　持続性心房細動で外来管理中の高齢患者に発症した心不全では，圧倒的にHFpEF（左室駆出率が保たれた心不全）が多く，心房細動だからというより，高齢者ゆえに生じた心不全だと考えるようにしています．残念ながら，今後ますます増加する HFpEF に，効果的な薬物治療はまだありません．

時に，新たな病態が発生している可能性がある

　しかし，「高齢者だから」ではすまされない症例もあります．それは，①新たに左室駆出率の低下が生じた例，②新たに重症の僧帽弁閉鎖不全あるいは三尖弁閉鎖不全が生じた例です．これまで左室駆出率が維持されていたからといって，安易に HFpEF だろうと考えてはいけません．

　心臓超音波検査はルーチン検査として行っているはずですが，必須です．左室駆出率の低下がみられたら，患者背景から考えて，冠動脈に新規病変が生じていないかを確認する必要があります．無症候性心筋虚血によって生じた心不全は経皮的冠動脈インターベンション（PCI）で再発を予防することができるからです．

実は，冠動脈に病変がないにもかかわらず，心房細動の持続によって緩徐に心機能が低下していく症例も，まれながら存在します．原因はいまだ判然としませんが，なんらかの心筋症，もしくは心房細動による長期的な冠動脈血流の低下などが考えられます．後者をひとつの候補とするのは，同様の経過中に左室駆出率が低下する心不全を発症しても，冠動脈病変はなく，それ以降再発することも進行することも全くない症例を数例，私自身が経過観察しているからです．

左室駆出率以外に心臓超音波検査で確認する必要があるのは，僧帽弁閉鎖不全症，三尖弁閉鎖不全症です．閉鎖不全症の悪化により，心不全をきたしている可能性があるからです．

心房細動が長期間持続すると，徐々に両心房が拡張していきます．経験的に，心房細動が1年持続すると，心臓超音波検査上の左房径は約1mm増加，つまり，10年持続すれば，左房径は約10mm増加します．右房の拡張は定量化が難しいのですが，左房と同じように徐々に拡張していくことは誰もが経験していることでしょう．このような心房拡大は弁輪を拡張させ，機能性の僧帽弁閉鎖不全や三尖弁閉鎖不全をきたします．

日本における後方視的な観察研究では，左室駆出率が維持された心房細動患者において，中等度以上の機能性僧帽弁閉鎖不全症（機能性MR）は8%の患者に，機能性三尖弁閉鎖不全症（機能性TR）は15%の患者にみられたと報告されています[2]．心房細動が10年以上持続している場合にその頻度が高くなるとされ，いずれも予後に密接に関与していると考えられています．

心不全に関与する中等度以上の機能性MRは，弁輪拡大以外の原因が指摘されています．左房自由壁（中隔側ではなく心臓の外側に面した領域）が拡張し，左室後壁の後ろに落ち込むようになると，僧帽弁後尖が引っ張られ左室後壁にへばりつくような現象（hamstring現象）が生じて，弁として機能しなくなるというものです．この場合，構造的な問題であるため，外科的修復術を考慮しなけ

ればなりません[3].

　一方で，心房細動が原因で生じる単独の三尖弁閉鎖不全症の外科的手術についてはいまだ不明な点が多いため，現時点では利尿薬の微妙な調節によって管理せざるを得ないと考えています.

慢性心房細動でなく，発作性心房細動ならばまったく対処は異なる

　本症例は経過の長い持続性心房細動でしたが，これが発作性心房細動として管理してきた症例の場合，事情は大きく異なります．心室拡張能の低下を合併した場合，洞調律時の心不全症状は管理できていても，心房細動発作が生じればたちまち重症の心不全になりうるからです．その意味では，発作性心房細動の場合は，新規発症心房細動への対処に近い側面をもつと考えています.

　HFpEF に限った報告はありませんが，HFrEF 患者を対象とした2つの大規模臨床試験のデータを用いた解析より，持続性心房細動と発作性心房細動のもつ意味は異なるとする報告があります[4].

　発作性心房細動に HFpEF を合併すると，多くの場合，治療に難渋します．心房細動発作を完全にコントロールできない限り，心不全入院を予防できないからです．これまで患者の意向をふまえて薬物療法で管理してきた場合でも，このときこそ，カテーテルアブレーション治療を勧めるタイミングです．ただし，HFpEF における治療成績はまだ十分とは言えません[5].

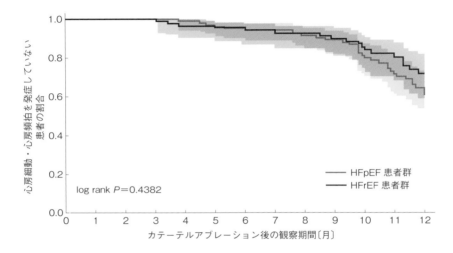

心房細動に対しカテーテルアブレーション治療を受けた米国の心不全患者 230 人（HFrEF 患者 97 人，HFpEF 患者 133 人）における心房性不整脈の再発率を後方視的に調査した．なお，230 人中に発作性心房細動患者は 80 人含まれていた．

[Black-Maier E, et al.: Heart Rhythm, 15: 651-657, 2018 を一部改変]

　超高齢者で，カテーテルアブレーション治療に患者も医療者もためらいがある場合には，アミオダロンの少量投与（1 日 50〜100 mg）は考慮に値します．このような症例で β 遮断薬などによる心拍数調節治療だけで臨んでも期待薄なのは，洞調律と心房細動発作中の心拍数が大きく異なるからです．

　したがって，超高齢者に限りますが，心不全入院を繰り返す，発作性心房細動を伴う HFpEF 症例に対しては，別のオプションとしてカテーテルアブレーションによる房室ブロック作成とペースメーカー植え込みを勧める場合もあります．これまで，心拍数がコントロールできない持続性心房細動を伴う心不全例にこの治療法が用いられてきました．しかし，その理由は定かではありませんが，最近経験することはきわめてまれとなっています．

■ 文献

1) Santhanakrishnan R, et al.: Circulation, 133: 484-492, 2016.

2) Abe Y, et al.: Circ J, 82: 1451-1458, 2018.

3) Takahashi Y, et al.: Interact Cardiovasc Thorac Surg, 21: 163-168, 2015.

4) Mogensen UM, et al. (PARADIGM-HF and ATMOSPHERE Investigators and Committees): J Am Coll Cardiol, 70: 2490-2500, 2017.

5) Black-Maier E, et al.: Heart Rhythm, 15: 651-657, 2018.

Case 16

複数回のカテーテルアブレーション後に生じた息切れ

　73歳男性．3年前に久しぶりに受診した健康診断で持続性心房細動と診断され，専門医受診を勧められた．受診した循環器内科で，無症状であるものの，将来的なことも考えて勧奨されたカテーテルアブレーション治療を受けた．ところが，その半年後に心房頻拍・心房細動が再発したうえ，心房頻拍は心拍数150/分に達し，これまでにない強い動悸を初めて自覚した．この治療を目的として2回目のアブレーション治療を受け，症状は一時的に軽快したものの，9ヵ月後に心房頻拍・心房細動ともに再発した．いったん抗不整脈薬で経過をみていたが，改善しないため，再度3回目のカテーテルアブレーション治療を受けた．その後も，同様の経過をたどり，計4回のアブレーション治療を受け，最終的に洞調律が維持されるようになった．しかし，このころから労作時の息切れや胸部不快感が生じ始め，日によっては安静時にも出現するようになった．主治医に相談し，何度も24時間心電図検査を施行したが，症状時の心電図はいずれも洞調律で，ときおり心房期外収縮の頻発がみられる程度であり，アブレーション治療そのものは成功しているため問題ないと説明されている．胸部不快感は，当初の健康診断受診時には全くなかったものであり，今回はセカンドオピニオン目的で受診した．

　安静時心電図は正常（心拍数54/分），胸部X線写真で心拡大はない．患者持参の胸部造影CT画像で肺静脈狭窄は認めない．心臓超音波検査では，左室収縮能は正常，左房径も35mmと正常だが，ドップラー法による推定右室圧は32mmHgとやや高い．処方内容はビソプロロール1日1.25mg，エドキサバン1日60mg，エチゾラム1日1mg．

　この症例に対して，どのようにアプローチするか？

Suggestions

❶ 利尿薬を開始する

❷ β 遮断薬を減量ないし中止する

❸ アミオダロンを含む抗不整脈薬を開始する

❹ 臨床電気生理学的検査と誘発された不整脈に対するカテーテルアブレーション治療を行う

❺ 運動負荷心臓超音波検査を行う

❻ 右心カテーテル検査を行う

Author's choice

❶, ❷, ❺, ❻

　心房細動のカテーテルアブレーション治療後に生じた，息切れを伴う肺高血圧です．おそらく，運動負荷中の心臓超音波検査では，さらに右室圧は上昇することでしょう．肺血栓塞栓症，肺静脈狭窄，僧帽弁閉鎖不全症が除外されていれば，アブレーション治療によって生じた瘢痕組織を原因とする「硬い左房」の可能性があります．診断を確定する目的で，右心カテーテル検査を行います．原因が左房の伸展性減弱であれば，減塩と利尿薬投薬が唯一の治療法となります．

　かつて，このような相談を受けることはありませんでしたが，積極的にカテーテルアブレーション治療が実施され，治療回数が複数回にわたるようになった時代から，私のセカンドオピニオン外来にこうした患者がポツポツと訪れるようになっています．多くは，主治医に「アブレーション治療は成功しています」と説得されているのですが，患者はそれでは納得できないという状況です．いったい，患者に何が起きているのでしょうか？

アブレーションで洞調律が維持されているのに
満足できないさまざまな患者

　心房細動に対するカテーテルアブレーション治療は，適応や手法などがすでに確立しています．その成功率（洞調律維持率），合併症・有害事象ともに安定し，毎年何万人もの患者がそれを経験する時代です．多くの患者がその恩恵を受け，「やってよかった」と感じています．しかし，何万人もの人が受ける以上，その全員が満足するということは到底ありえないでしょう．

少数の患者が感じる不満，そのなかには，もしかすると医療知識が不足しているがゆえの的外れなこともあるかもしれません．私のセカンドオピニオン外来には，カテーテルアブレーション治療を受けて結果的に不満を感じている患者が訪れます．そしてその多くは，アブレーション前，そして終わった後の医療者の説明不足にすべての始まりがあるように感じます．十分に納得しないままアブレーション治療を受けてしまった患者や，アブレーション治療をやりっぱなしで治療後に術者から十分な説明を受けていない患者など，ささいなことから，「アブレーション治療を受けなければよかったかもしれない」と思い始めるようです．

　こうした相談を受けるとき，私はまず，ただ聞き役に徹するだけです．聞いていると，「アブレーション適応の判断は適切だろうか？」「どうして別の治療法は提示されていないのだろう？」「成功したあとのことが説明されていないので，アブレーション治療に過大な期待を抱いたのかも…」「術後の説明がレジデントからしかされていないのか…」など，いろいろ感じることはあるのですが，そのとき現場にいなかった自分があれこれ言っても患者は混乱するだけです．しかし，多くの人は聞いてもらえるだけでかなり満足してくれます．そして，さらに，あなたの現状はそれほど悪くない，私の目から見ても予想の範囲内だと伝えると，安堵した表情を浮かべはじめます．そのうえで「今，何に困っているか」あらためてつぶさに聞き出すと，心房期外収縮の自覚症状に関する不快感であったり，心房細動再発への不安であったり，現在服用中の薬物に対する不安であったりします．あるいは，初回アブレーション後に心房細動が再発した症例の場合は，ただ安心させて 2 度目のアブレーション治療に向かってもらうだけのこともあります．

　一方で，頻度が少ないながらも，要注意と考えている症状が「息切れ」です．それが安静時にも生じている場合，「何とも言えない胸部不快感」とだけ表現されることがあります．さらに，本症例では，カテーテルアブレーション前には全くの無症状だったため，患者がアブレーション治療によって病状が悪くなったと考えるのも無理からぬことです．

アブレーション後の息切れにはいくつもの原因がある

　カテーテルアブレーション後の慢性期に生じる息切れには，時に，胸水貯留をも伴う心不全が隠れていることもあります．このような心不全発症の原因は多彩で，代表的なものに，①アブレーション治療による肺静脈狭窄，②アブレーション治療による遅発性の心嚢液貯留，③アブレーション後に維持された洞徐脈によるchronotropic incompetence（運動負荷に対する心拍数の応答不良），④横隔神経麻痺などがあげられます．これらが原因の場合，多くはアブレーション治療を受けた病院で診断され，すでに説明とケアがなされているはずです．

　これらのほかに忘れ去られやすい病態が，アブレーション後の"stiff left atrium（LA）syndrome"です．"stiff LA syndrome"という病名の歴史は古く，1988年に発表された，僧帽弁置換術後に生じた病態（左室収縮能が正常で，人工弁不全がないにもかかわらず，心臓カテーテル検査で左房のV波が高い状態）の症例報告で記載されています[1]．その意味は，文字どおり，"左房が固く"なり，十分な拡張能を喪失したために生じる左心不全です．

　カテーテルアブレーション治療では，左房内の焼灼面積が広くなると線維組織による置換が加わります．その結果，①線維化により左房の伸展が障害されるほか，②左房内の伝導時間が延長して左房と心室の収縮タイミングのずれが小さくなり，効率よく血液を送り出せなくなることで左房圧が上昇し，肺高血圧が生じます．臨床上はあまり気づかれていませんが，カテーテルアブレーション後1.4%に生じるという比較的高い数字が報告されています[2]．

　この"stiff LA syndrome"の診断に至るきっかけは，左房圧上昇によって生じる息切れです．その診断は，①心臓超音波検査（必要に応じて運動負荷時に行う）による肺高血圧の存在，②肺血栓塞栓症，肺静脈狭窄，あるいは僧帽弁閉鎖不全など他の原因の除外，③右心カテーテル検査による左房圧の上昇（と

くに V 波の増高）の証明によります[3].

◆ カテーテルアブレーション後の息切れに対するアプローチ

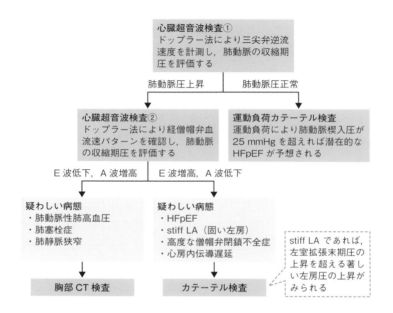

[Reddy YNV, et al.: Heart Rhythm, 15: 930-935, 2018 を参考に作成]

　"Stiff LA syndrome" を生じるリスク因子として，糖尿病（とくに肥満を伴うもの），睡眠時無呼吸症候群，もともと左房径が小さいこと，もともと左房圧が高いこと，もともと心房筋の瘢痕組織が大きいことがあげられています．つまり，左房から左室へ血液を送り出す能力が低下しやすい素因がもともとあって，そこにアブレーション治療を広範に行った場合に，"stiff LA syndrome" になりやすいと考えられるでしょう．

stiff LA syndrome の治療

　残念ながら，この病態を改善するよい治療はなく，利尿薬による体液量の調整だけです．実際に経験するとよくわかるのですが，この利尿薬の用量に実に微妙な調整が必要です．体液量を，脱水と左房圧上昇（息切れ）が生じないよう，そのちょうどはざまで管理することがきわめて難しい場合があります．また，患者が訴える息切れや胸部不快感を心房細動の再発と考えて，β遮断薬や抗不整脈薬を投与すると，さらに左房圧が上昇し，症状は悪化します．患者は一生この硬い左房と付き合いながら，生きていくしかないのです．ただ，医師が根気強く患者を支援していると，ゆっくりと症状は軽減してきます．その理由は定かではありませんが，半年から1年，まずじっくり付き合ってみることにしています．

　カテーテルアブレーションは効果の高い治療です．しかし，すべての治療と同様，軽微なものまで含めると，その合併症は決して少ないとは言えません．得てして，安易な，または説明不足のまま行われるカテーテルアブレーション後に生じた症状や合併症は，その程度や症状が増幅する可能性が高いと感じています．逆に言えば，患者と医療者のあいだに十分な相互の信頼関係があり，アブレーション後の患者の訴えに耳を傾けることができれば，それだけで患者が自覚する合併症を減らすことができます．

　心房細動発症，あるいはその再発と聞けば，条件反射的にカテーテルアブレーション治療を勧め，アブレーションが終わればその後はあまり患者を相手にせず，ましてや患者から症状の訴えがあっても検査で心房細動が見つからなければ，なかば厄介者扱いをする…．文章で書けば，そんなことはあり得ないと思うことであっても，カテーテルアブレーション技術が進歩・普及するとともに実際に生じています．カテーテルアブレーション治療は，適切な患者選択，事前の十分な説明，患者とともに意思決定を共有すること，そして，アブレーション後の丁寧な follow-up を伴ってこそ，初めてその高い効果が見込める治療であること

を忘れてはなりません.

　ちなみに，心房細動患者での"stiff LA syndrome"の発現は，カテーテルア
ブレーション後に限るわけではありません．長期にわたって持続した心房細動患
者でも，病気の進行に付随して心房に瘢痕組織が形成され，自然の経過で左房圧
が上昇することがあります．ただ，この場合は慢性的に経過するので，"stiff
LA syndrome"として診断が下されていなくても，利尿薬が対症的に処方され，
症状が軽減しているものと思われます.

■ 文献
1）Pilote L, et al.: Can J Cardiol, 4: 255-257, 1988.
2）Gibson DN, et al.: Heart Rhythm, 8: 1364-1371, 2011.
3）Reddy YNV, et al.: Heart Rhythm, 15: 930-935, 2018.

Case 17

抗凝固薬処方下で発症した脳梗塞

症例

　76歳男性．50代で高血圧および慢性心房細動を指摘され，循環器内科から降圧薬と抗凝固薬が処方され，これまで元気に過ごしていた．ある日のこと，食事中に右手に持っていた箸を突然落とし，上手くしゃべれなくなり，救急搬送を要請した．すぐに病院に運ばれ，心原性脳梗塞と診断され血栓溶解療法を受け，直後から症状は著しく改善した．その後，リハビリテーションを行って，後遺症は右指先の動きが悪い程度までに回復．退院後，循環器内科外来を受診した．体重54kg，Ccr 44mL/分．

　この症例では，抗凝固薬が処方されていたにもかかわらず，脳卒中が発生した．あらためて考えると，どのような反省点があるだろうか．また，今後どのような考えかたで脳卒中の予防をすべきだろうか？

Suggestions

❶　薬物治療中の服薬アドヒアランスをあらためて聴取し，服用継続の重要性を指導する

❷　今後も同じ抗凝固薬を処方する

❸　1日2回服用の抗凝固薬に変更する

❹　減量基準を満たさない抗凝固薬に変更する

❺　左心耳切除術を提案する

❻　あらためて，カテーテルアブレーション治療を提案する

❶, ❸, ❹（患者の希望によっては❺）

　脳梗塞発症の原因が服薬アドヒアランス不良であれば，あらためて患者教育を行い，これまでどおりの抗凝固薬を処方します．アドヒアランスが良好であるにもかかわらず，脳卒中が発生したのであれば，抗凝固薬を変更し，同時に左心耳切除術という外科的な処置法があることを伝えます．

　心房細動患者に対する抗凝固療法が普及し，抗凝固薬さえ処方すればそれで事足れりと感じてしまいがちです．しかし，抗凝固薬は脳卒中を約 70% 予防する効果があるものの，裏を返せば，約 30% では脳卒中が発生するということでもあります．実際に，日本で得られたリアルワールドデータでは，抗凝固薬服用中の心房細動患者における脳卒中発生率はおおむね年間約 1% 強という数字が報告されています．心房細動患者の診療を続ける限り，いずれ誰でもこのような症例に出会うはずです．

服薬アドヒアランスの重要性

　薬物治療は適切な薬剤を処方していればそれだけで効果を得られるものではなく，患者が薬を飲んで初めて効くものであるという当たり前のことを，私自身も含め，医療者・患者ともに忘れがちです．抗凝固薬に関するこれまでの報告では，処方開始後 1 年で約 20〜30% の患者が薬物服用を中断し，薬物服用が継続できている患者であっても約 30% の患者で，処方された薬剤の 20% 以上が残薬となっていることが報告されています．もちろん残薬量が多い患者ほど，脳卒中発生率は高くなります．したがって，心房細動患者で脳梗塞が生じた際には，脳梗塞の発症以前に抗凝固薬をどの程度服用できていたかを，患者ならびに患者

家族から聴取することが，今後の方針を決めるために最も重要です．

　その際，服用の忘れかたはさまざまであることを前提に聴取した方がよいでしょう．次のグラフは，一定の期間で同じ残薬割合であった4人の患者の服用パターンを示したものです[1]．服薬のタイミングをプロットし，服用を忘れた日時や中断した期間は塗りつぶして示しています．

◇ **患者ごとの服用パターンの違い（患者A，患者B）**

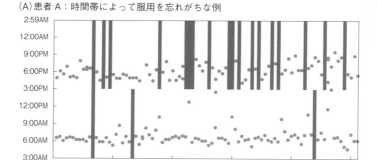

(A)患者A：時間帯によって服用を忘れがちな例

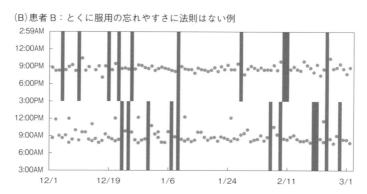

(B)患者B：とくに服用の忘れやすさに法則はない例

処方された薬剤のうち75%を服用した患者A〜Dでそれぞれ服薬履歴を調査した．服用した時間をプロットし，服用を忘れた期間を塗りつぶして示している．患者C，Dについては次頁に示す．

[Vrijens B, et al.: Europace, 17: 514-523, 2015 を一部改変]

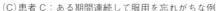

◈ 患者ごとの服用パターンの違い（患者 C，患者 D）

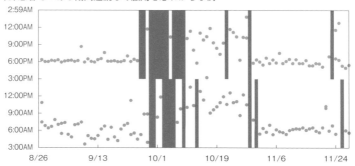

(C)患者 C：ある期間連続して服用を忘れがちな例

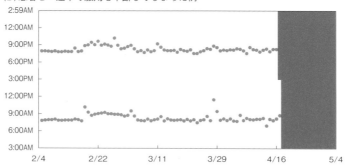

(D)患者 D：途中で服用を中断してしまった例

処方された薬剤のうち 75％を服用した患者 A〜D でそれぞれ服薬履歴を調査した．服用した時間をプロットし，服用を忘れた期間を塗りつぶして示している．患者 A，B については前頁に示す．

[Vrijens B, et al.: Europace, 17: 514-523, 2015 を一部改変]

　患者や患者家族からの聞き取りで，普段から抗凝固薬の服用を忘れがちだったり，あるいは脳梗塞になった直前の 1,2 日に服用を忘れていたことが判明すれば，むしろ今後の対処は易しくなります．あらためて，継続的な服薬遵守の重要性を念押しすることです．もちろん，患者・家族もすでに服薬が不十分であったことによる痛みを経験しているわけですから，その後は残すことなく服用してくれることは間違いありません．なお，抗凝固薬の選択は，脳梗塞発生の原因がそこにないので，これまでどおりで構わないと思っています．

　また，医師側はそれだけで満足してはいけないとも思っています．高い服薬ア
ドヒアランスを維持できるように，アドヒアランスを低くする要因がないかどう
かをチェックする必要があります．そのような要因に，①ポリファーマシー，
②1日の服用回数，③小出血などがあげられています．

抗凝固薬の選択

　処方された抗凝固薬をきちんと服用していたにもかかわらず，脳卒中が発生し
たことが判明した場合には，次の一手の選択はかなり難しくなります．薬物治療
により血液の凝固作用を抑制しても，なおも血栓を生じやすくさせている素因が
あると考えざるを得ないからです．しかし，その素因を明らかにすることはでき
ません．

　抗凝固薬の服用下でも血栓が生じやすくなる時間帯は，抗凝固薬の血中濃度が
トラフ値（次回の服薬前にみられる最低血中濃度）を迎えるときであることは，
証明されてはいないものの異論はないでしょう．このような推測から，抗凝固薬
のトラフ値をなんとかして上げることはできないか工夫します．そのためにでき
ることは，①血中濃度の上下動を軽減するために直接作用型経口抗凝固薬
（DOAC）は1日1回服用のものではなく1日2回服用のものを使用し，②患
者の条件が添付文書の減量基準を満たさず，通常用量が投与できることに尽きま
す．場合によっては，ワルファリンという半減期が長くトラフ値のない薬物選択
もありえますが，私はこの選択をしたことはありません．

　最終的には，アピキサバン1日10mgとダビガトラン1日300mgのいずれ
かが選択できればよいでしょう．本症例の場合には，年齢とクレアチニンクリア
ランス（Ccr）を考慮して，アピキサバンの通常用量を選択しました．

非薬物療法の可能性

　抗凝固療法中の脳梗塞予防に対して，DOACの血中濃度トラフ値を上昇させ，服薬アドヒアランスを確保すれば十分かと聞かれれば，はなはだ自信がありません．脳梗塞発症前にもきちんとDOACが服用できていた患者では，DOACの変更だけで二度目の脳卒中が起きないかたいへん不安に感じることになりますが，それは私も同じです．DOACが無効であった原因がわかっていないことに，根本的な不安の源があります．

　そこで，DOAC以外の方法を提示することも，ひとつの有効なオプションだと思います．心房細動における心房内血栓はその約90％が左心耳内で形成されます．その左心耳を外科的に切除するという方法も選択しうるでしょう．実際，私の診療した患者のうち数人はこの外科的な左心耳切除術を選択しています．術後経過が順調であったことはもちろんですが，それよりむしろ，患者の不安感が激減したことが印象的でした．ただし，非薬物療法を選択した患者でも，私は脳卒中の二次予防という観点から抗凝固薬を継続しています．今後，消化管内視鏡あるいは大きな手術などによって抗凝固薬の一時的中断が必要となることも多いのですが，左心耳がすでになければその中断期間も比較的安心できるでしょう．

　残念ながら，カテーテルを用いて挿入する左心耳閉鎖デバイスはこのような患者に適用することがまだ認められていません．現状で，左心耳閉鎖デバイスは，出血リスクが高く，抗凝固薬の長期的服用ができない患者のためのツールです．

■ 文献

1）Vrijens B, et al.: Europace, 17: 514-523, 2015.

Case 18
心房細動に対する抗凝固薬服用下で発症した大腸憩室出血

　76歳男性．高血圧，脂質異常症，糖尿病で加療中．冠動脈ステント留置後，永続性心房細動で定期通院していた．体重68kg，Ccr 55mL/分．処方内容はアムロジピン1日5mg，カンデサルタン1日8mg，ピタバスタチン1日2mg，シタグリプチン1日50mg，ダビガトラン1日220mg，クロピドグレル1日75mg，ランソプラゾール1日15mgで，長期間変更なく，安定していた．

　ある日，予兆なく下血が生じたため，消化器内科を受診した．抗血小板薬，抗凝固薬の中止と絶食で，翌日に下血は自然に消失した．さらに翌日，大腸内視鏡検査を実施したところ，無数の憩室を認めたが，出血点は不明であり，大腸憩室出血の疑いと診断された．食事が開始され，段階的に食形態を通常食に戻した．1週間後より抗凝固薬のみ再開し，再出血がないことを確認して，退院となった．

　退院後，初めての循環器内科の外来受診である．どのように対処するか？

Suggestions

❶ 中止された抗血小板薬を再開する

❷ 抗凝固薬を変更する

❸ 再開された抗凝固薬も中止する

❹ カテーテルによる左心耳閉鎖デバイスの挿入を勧める

❷抗凝固薬を変更（状況に応じて❹）

　現在用いることができる DOAC のなかで，唯一，ワルファリンと比較して消化管出血の発症率を増加させないことが知られているアピキサバン1日 10 mg に変更し，抗血小板薬は再開しません．この治療方針で経過観察中に，再び大腸憩室出血が生じれば，左心耳閉鎖デバイスや左心耳切除術を提案します．

　今後ますます増加するだろうと考えられる症例です．大腸憩室は腸管内圧の上昇によってヘルニアのように後天的に形成され，加齢とともにその患者数，また1人あたりの憩室数は増加します．現在，日本で増加傾向で，一般人の30%以上が大腸憩室を有すると言われています．したがって，心房細動と大腸憩室を合併する患者は想像以上に多いはずですが，憩室そのものは下血をきたしたとき初めて知るというかたちになります．

大腸憩室出血を知る

　大腸憩室の形成は，食事内容の影響を受けます．繊維質の少ない食事では腸内滞留時間が長くなり，腸管内圧が上昇しやすいため，憩室が形成されやすいと考えられています．また，憩室が形成される際に，腸管壁の伸展により管壁に脆弱な部分が生じることがあります．出血は，機械的な刺激によってその脆弱な部分にある血管が破綻させられることで生じるため，すべての憩室で生じやすいわけでなく，ある一部の脆弱な憩室に限られます．脆弱性が確率的に生じるという前提をふまえると，憩室が多い患者ほど，脆弱な部位をもつ憩室が多くなり，出血事象が発生するリスクが高まるわけです．ただし，そのほとんどは自然止血する

ため，大腸憩室出血が単独で臨床的に大きな問題となることは少ないと考えられていますが，抗血小板薬や抗凝固薬を服用している患者では悩みの種となります．

2017 年に日本消化管学会より発表された「大腸憩室症（憩室出血・憩室炎）ガイドライン」[1] では，大腸憩室症について次のように解説されています．

- わが国の大腸憩室保有者は増加傾向にある
- 日本人では大腸憩室は右側結腸に多く，年齢とともに左側結腸の割合が多くなる
- 大腸憩室保有者の累積出血率は，1 年間で 0.2%，5 年で 2%，10 年で 10%
- わが国では大腸憩室出血は増加している
- わが国では大腸憩室出血患者の死亡率は 1% 程度である
- NSAIDs およびアスピリンは大腸憩室出血のリスクを高めるが，アスピリン以外の抗血小板薬，抗凝固薬については一定の見解が得られていない

大腸憩室出血にどのような対応をするか？

大腸憩室出血の再発率は 1 年で約 20〜30%，2 年で約 30〜40% と高いこと [1] が，その後の診療を迷わせることになります．たとえ，大腸憩室出血を内視鏡的止血操作により急性止血できても，現状では長期の再発予防効果は期待できないとされているからです．再出血した場合には，再び抗凝固薬の中止と絶食は避けがたく，長い入院を余儀なくされます．さらに，出血後の抗凝固薬の中止期間に生じうる血栓塞栓症についてのデータがまだありません．患者の背景によっては，塞栓症の発症頻度は相当高いと見積もらなければならないでしょう．したがって，大腸憩室の再出血を避ける工夫を考えなければなりません．

まず，何も問題が生じていなかったからと漫然と継続していた抗血小板薬と抗凝固薬の併用を反省します．ステント留置後1年が経過すれば，抗凝固薬の効果は抗血小板薬のものを兼ねるため，抗血小板薬の中止を確実に行います．

　抗凝固療法に関しては，直接作用型経口抗凝固薬（DOAC）は一般的にワルファリンより消化管出血を増加させることを知っておく必要があります[2]．かといって，DOACからワルファリンに変更することはこの時代では難しいでしょう．DOACに関するメタ解析をみれば，消化管出血の発症率がワルファリンと同等もしくは低いDOACは，アピキサバンと，エドキサバンの未承認用量である（減量基準を満たさない患者では不適切な減量となる）30mg服用しかありません．

◈ ワルファリンと比較した DOAC の出血イベント発生リスク

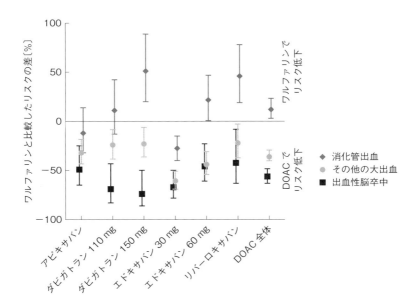

[Vanassche T, et al.: Thromb Haemost, 112: 918-923, 2014 を一部改変]

　このことから，抗凝固薬はアピキサバンに変更します．アピキサバンは添付文書の用量に従うことが重要で，本症例ではアピキサバン1日10mgに変更することになります．

　抗血小板薬および抗凝固薬の視点から考えてできることはせいぜいこの程度です．これで再出血を免れることができればよいのですが，再出血した場合に妙手はありません．再出血後の患者で，消化管に届くDOACの量をさらに減らすという目的で選択するならば，①不適切減量のアピキサバン1日5mg，②不適切減量のエドキサバン1日30mg（減量基準を満たす患者ではさらに半量の15mg）です．どちらがよいか難しいところですが，不適切減量にあたるエドキサバン1日30mgは，その効果・安全性についてENGAGE-AF TIMI 48試験[3]で担保されているという点があげられるぐらいでしょうか（p.159，**column 17**参照）．

　再出血をきたした例では，どのような方法をとってもやがてまた再々出血をきたすという苦い思い出があります．そして実際に，再々出血をきたして，患者・家族と話し合い，抗凝固薬を中止せざるを得なかった例も経験しています．

左心耳閉鎖デバイス・左心耳切除術の応用

　私自身，数多くの大腸憩室出血症例を経験しました．そして現時点では，初回の大腸憩室出血であれば，抗凝固薬の変更やNSAIDsの処方を慎むなど，薬物治療の内容を吟味することで十分に対処可能と考えています．しかし，それでも再出血した場合は，薬物による脳卒中予防の限界に達したタイミングだと感じるようになっています．その場合は非薬物療法に大きく方針転換することが必要です．

　本症例では，心房細動患者における出血リスクの評価に用いるHAS-BLEDスコアは3点（年齢，高血圧，出血既往）です．同時に，出血時のヘモグロビン

値（Hb）低下の程度や輸血の有無によっては，出血事象の重症度評価基準である BARC 出血基準でタイプ 3 以上となります．どちらの評価基準でも，それ単独で抗凝固療法の長期継続ができない相当な理由となり，左心耳閉鎖デバイス（p.161，**column 18** 参照）の適応条件に該当します．外科的な左心耳切除術も同じ意味でひとつの選択と考えられるでしょう．大腸憩室の再出血時には，このようなオプションを提示することにしていますが，本症例のこの時点で勧めるには，まだ十分な経験がないと感じています．

■**文献**
1）日本消化管学会 編：「大腸憩室症（憩室出血・憩室炎）ガイドライン」，日本消化管学会雑誌，Vol.1（Suppl）: 1-52, 2017（2017 年 12 月 8 日発行）.
2）Vanassche T, et al.: Thromb Haemost, 112: 918-923, 2014.
3）Giugliano RP, et al. (ENGAGE AF-TIMI 48 Investigators): N Engl J Med, 369: 2093-2104, 2013.

<column 17 不適切減量のエドキサバン：
ELDERCARE-AF 試験

　出血リスクが高い患者に対する抗凝固療法では，どうしても抗凝固薬を通常用量で用いることにためらいがちになります．実際に，日本のリアルワールドデータによると，直接作用型経口抗凝固薬（DOAC）が処方されている心房細動患者の20～30％で，承認用量より少ない用量が処方されています．それは副作用を避けたいという "Do less harm" という感覚に基づくものですが，一方で，減量により十分な脳卒中予防ができていない可能性が残されます．そして，このような承認用量に基づかない減量をした場合のクリニカルエビデンスがある唯一のDOACが，エドキサバンです．

　ENGAGE-AF TIMI 48 試験[1] では，1年以内に心房細動と診断された患者を，①ワルファリン群，②エドキサバン高用量群（1日60mg；体重60kg以上の患者で現在承認されている用量），③エドキサバン低用量群（1日30mg）の3群に分け，有効性や安全性を比較しました（ただし，エドキサバン投与群で腎機能や体重などの減量基準を満たした場合は半量に用量を調節）．このうち，現在承認されている用量からすると不適切減量に相当する，③エドキサバン1日30mg投与群では，①ワルファリン群と比較して，すべての脳卒中を対象にした予防効果においては非劣性であったものの（ハザード比1.13），虚血性脳卒中の予防効果は有意に劣りました（ハザード比1.41）．この結果を見れば，全世界的にこの用量が承認されなかった理由がよくわかるでしょう．現在の承認用量は，通常，成人には1日60mgを投与し，減量基準（Ccrが50mL/分未満，体重60kg未満，P糖タンパク阻害薬の併用のいずれか）を満たす場合，30mgに減量することとなっています．

　一方で，エドキサバン1日30mg投与群では，当然ですが，大出血の発生率が非常に低いことがわかっています（ワルファリン群に対してハザード比0.47，エドキサバン1日60mg投与群に対してはハザード比0.80）．とくに，減量基準を満たして1日15mgに減量された例では，ワルファリン群と比較したハザード比が，脳卒中で1.07，虚血性脳卒中で1.79となり，有効性では明らかに劣る一方，大出血のハザード比は0.31と，きわめて低く抑えられ，安全性では優れていることがわかりました[2]．とはいえ，エドキサバンの虚血性脳卒中予防効果はワルファリンと比較して劣るものの，ワルファリンが脳卒中を70％減少させることを前提に考えれば，ワルファリンと比較した虚血性脳卒中のハザード比1.79

という数字からエドキサバンは50％程度に相当する脳卒中予防効果をもつと推測されます.

このようなデータをもとに，きわめて出血リスクの高い80歳以上，かつ通常量のDOACを投与しづらいという特殊な患者に限れば，大出血がきわめて少ないという特徴をもったエドキサバン1日15mgという処方が生かせるのではないかと計画された臨床試験がELDERCARE-AF試験[3]です.この試験は，日本人の80歳以上を対象とした，今後の超高齢化社会に対応するための無作為化比較試験でしたが，患者登録，その後の経過観察は困難を極めました.

まず，通常の抗凝固療法を適用できない高齢患者を対象とするため，比較の対象はプラセボとしています.患者の平均年齢は87歳で，全員が通常用量のDOACを用いにくい何らかの理由を有していました.試験結果は，プラセボ群と比べて，エドキサバン15mg群で脳卒中・全身性塞栓症の年間発症率が有意に減少し（プラセボ群6.7%，エドキサバン群2.3%；ハザード比0.34），その一方で，大出血の年間発生率は増加していました（プラセボ群1.8%，エドキサバン群3.3%；ハザード比1.87）.この結果は，ENGAGE-AF TIMI 48試験から予測された50％程度の脳卒中予防効果を上回る数字であった一方で，このような患者ではエドキサバン1日15mgの投与でさえ年間3.3%に大出血が生じることが判明したわけです.おそらく1日30mgを投与すれば，大出血発現率がこの数字以上に増加したことでしょう.

このELDERCARE-AF試験[3]はNew England Journal of Medicineに掲載され，日本の循環器領域ではAFIRE studyに続く2報目の掲載論文となりました.私も著者の1人として名を連ねたことに加え，日本の研究がNew England Journal of Medicineに掲載されるレベルになったこと，この2報がいずれもDOACに関連するテーマであったこと，また，減薬・減量に関した研究であったことに感慨を覚えます.なお，このエドキサバン15mgという用量は，執筆時点では未承認であり，保険診療上は用いることはできません.またその適応対象については，今後も討論が必要であろうと思っています.

■文献
1）Giugliano RP, et al. (ENGAGE AF-TIMI 48 Investigators): N Engl J Med, 369: 2093-2104, 2013.
2）Ruff CT, et al.: Lancet, 385: 2288-2295, 2015.
3）Okumura K, et al. (ELDERCARE-AF Committees and Investigators): N Engl J Med, 383: 1735-1745, 2020.

column 18　左心耳閉鎖デバイス

　私が左心耳閉鎖デバイスの存在を知ったのは，2000年代半ばのことです．左心耳にカテーテルでものを詰めて脳卒中を予防するという考えに度肝を抜かれたことを覚えています．ただし，当時の欧米での成績では，まだ合併症の発生率が高く，またそのころ直接作用型経口抗凝固薬（DOAC）が開発中でもあり，日本ではこの治療法を受け入れる患者は少ないだろうという印象をもちました．

　しかし，それから年月が経過し，デバイスの改良も進み，2019年にはWATCHMAN左心耳閉鎖システムが日本でも使用可能となっています．先端にデバイスを装着したデリバリーカテーテルを静脈に挿入し，右心房側から心房中隔を通過して左心房に到達させたのち，左心耳内でデバイスを膨らませ，入口に留置して左心耳に血液が入らないようにしてしまうという方法です．心房細動に伴って形成される左心房内血栓の約90％は左心耳内で発生すると考えられてきたため，このデバイスによって左心耳が閉鎖されれば理論上は90％の脳卒中予防効果があると推測されますが，実際の予防効果は70％とされ，ワルファリンと同等のようです．左心耳以外で形成される血栓が，どの程度存在するかにもよるのでしょう．私は，まだこの左心耳閉鎖デバイスの経験症例がありません．

　適応は，①CHADS$_2$スコアまたはCHA$_2$DS$_2$-VAScスコアに基づく脳卒中および全身性塞栓症のリスクが高く，抗凝固療法が推奨される患者，②短期的（45日間程度）にはワルファリン投与が適応可能と事前に医師により判断されている患者，③抗凝固療法を長期間実施できない医学的に妥当な理由を有する患者（HAS-BLEDスコア3点以上の出血リスクが高い患者など）とされています．患者選択にあたっては，術後45日間はワルファリンとアスピリンを併用し，45日後以降も術後6ヵ月まではアスピリンとチエノピリジン系抗血小板薬の併用，さらに，それ以降はアスピリンの継続投与が必要なこともひとつの悩みになるかもしれません．

Case 19

高齢者・超高齢者の初発心房細動

症例

　次のような3人の高齢者・超高齢者に初めて心房細動が見つかった. 3者ともに心収縮能に異常はないと推定され, 近々, 患者・患者家族に今後の方針について説明し, 意見を聞く予定である. 説明する前に, まずどのようなスタンスで臨むか, 考えてみてほしい.

患者 A

　84歳男性. 高血圧, 糖尿病に対して薬物治療を受けている. 日常生活は自立し, 認知機能の低下はない. 心房細動の自覚症状はないが, 最近, 顕著に身体が弱ったと感じるようになった. eGFR 48 mL/分/1.73m^2 (Ccr 43 mL/分).

患者 B

　82歳女性. 高血圧, 骨粗鬆症, 慢性胃炎に対して薬物治療を受けている. 屋内では自立歩行しているが, 屋外では介助が必要 (時に車いすを使用している). 心房細動の自覚症状はない. 認知機能はやや低下しており, ここ1年のあいだに2回の転倒歴がある. eGFR 30 mL/分/1.73m^2 (Ccr 32 mL/分).

患者 C

　91歳女性. 現在継続中の薬物治療はなし. 日中はほぼ車いすで生活している. 訪問診療にて心房細動が見つかったが, それ以外に身体所見の変化はない. 認知機能は低下し, 食事にも介助が必要. eGFR 25 mL/分/1.73m^2 (Ccr 20 mL/分).

Next

Suggestions

❶ 抗凝固療法を開始する

❷ 抗凝固療法は開始しない

❸ β遮断薬もしくはCa拮抗薬で心拍数調節を行う

❹ Ⅰ群抗不整脈薬を開始する

❺ カテーテルアブレーション治療を提案する

　どの患者も 80 歳以上ですが，背景が異なるため，それぞれ治療方針も異なります．いずれの場合も，患者の暦年齢でなく，生物学的年齢を重視して方針を立て，その方針で患者・患者家族が納得できるかが出発点となります．患者・家族が迷う場合には，すぐに新たな治療を行うことなく，考えるための時間を与えることを重視します．

　本症例の患者ごとに私が選ぶ方針は，以下の解説内に記載しました．

　私の外来にも紹介されるようになってきたので，地域医療では 80 歳以上の高齢者・超高齢者で初めて心房細動が見つかる機会が増加しているだろうと思います．欧州での推計によれば，今後，心房細動患者は増加することが予想されていますが，その増加のほとんどが 80 歳以上だということです [1]．

◆ 欧州における高齢者年齢別の心房細動患者数の推定推移

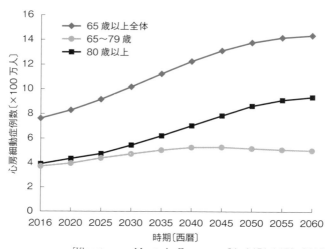

[Kloosterman M, et al.: Europace, 21: 1451-1453, 2019 より一部改変]

しかし，このような高齢者・超高齢者の心房細動については，クリニカルエビデンスどころか，十分な医療情報の集積すらありません．つまり，答えはないというのが現状です．経験と勘も手繰り寄せながら，医師が患者・患者家族と，限界だらけの情報を可能な限り共有し，そのうえでそれぞれのもつ価値観をすりあわせて，決めていくしかないのです．それが不可能な場合でも，ゆっくり妥協点を見出しながら診療を組み立てていく必要があります．

このようないわゆる "shared decision making" は，決定が必要となる以前から医師・患者・患者家族に長い付き合いがあればうまく進みやすいと思われますが，初対面であれば，かなり時間がかかることはあらかじめ想定しておいた方がよいでしょう．

ヒトは段階的に老化する

ヒトは直線的に老化するわけではなく，一時的に老化スピードが増加する3つの段階があると考えられるようになっています．

最近，血液のプロテオーム解析によって，血液中に含まれるさまざまなタンパク質の量が年齢によってどのように変化するかを明らかにした網羅的な研究結果が報告されました[2]．それによると，血中に存在する加齢に関連するタンパク質全体の変化は，年齢に応じて線形的に漸増，あるいは漸減するわけではなく，成人期以降に3つのピーク（全体の平均として34歳，60歳，78歳）が観察されたそうです．

日常活動，身体的機能，精神的機能から評価できる生理学的な加齢スコアを規定して，45歳以上の加齢性疾患（変形性関節症）患者集団および高リスク群を登録したコホートでそのスコアを計算すると，ここでも，加齢スコアは年齢に応じて線形に変化するわけではなく，その変化はおよそ55歳と70歳代後半で2

つのピークを形成したということです[3].

　また，心臓血管研究所を受診した患者のデータから eGFR の年間低下速度を検討したところ，経過中，一定の速度で低下していくわけではなく，40 歳，60 歳，80 歳前後にその速度が増加し，やはり 3 段階の老化に一致する変化がみられました．

　ヒトは段階的に老化することをふまえれば，80 歳以上は新たな老化ステージに相当するのですが，この年齢層に適応できる医療情報が著しく不足していることが，潜在的に医療者の不安を招いています．こうした新たな老化ステージの患者に，80 歳未満の患者のデータから構築されたクリニカルエビデンスや診療ガイドラインが当てはまる保証はありません．医療者はそれを知っているため「80 歳」と聞くと，とくに侵襲的治療については，介入対象が致命的な疾患でない限り，どうしても及び腰になりがちです．

あてにならない暦年齢 〜生物学的年齢を推定する〜

　「生物学的年齢」という概念があります．これは，さまざまな生物学的データを取得し，そこから数学的に推定される年齢のことをいいます．ヒトの暦年齢はこの生物学的年齢とかけ離れることが多いことが知られています．そして，このような生物学的年齢は，高齢になればなるほど，同じ暦年齢のヒトのなかでも分布の幅が大きくなり，各個人における暦年齢との差が大きくなります．同じことは，いわゆる「見た目年齢」にも当てはまるため，多くの医療者は潜在的にこの「見た目年齢」を使っているはずです．

　直感的に理解できることですが，余命の推定は，暦年齢より生物学的年齢や見た目年齢の方が優れています．つまり，80 歳以上というような高齢者・超高齢者ともなると，暦年齢の意義がもはや薄れていきます．私は，高齢者を診療する

際には，この暦年齢のことはむしろ忘れることにしています．

　生物学的年齢の推定にはさまざまな方法が考案されていますが，いずれも複雑で臨床的使用に耐えません．そこで私は，① 健康な成人であれば 20 歳時の eGFR はおよそ 100 mL/分/1.73m^2 であることと，② 一般的に eGFR は年間平均 1 mL/分/1.73m^2 減少するという事実を用いて，以下の数式を臨床診療で用いています．

（山下式）生物学的年齢＝ 120 － eGFR 値

　もちろん，この式はあくまで個人的に使用している計算式であり，科学的なその妥当性は証明されていません．また，筋肉量減少のために血清クレアチニン値（Cr 値）が異常に低い場合（0.6 mg/dL 未満の患者）には，推算された eGFR そのものが不正確となるため使えないことを付記しておきます．

各症例でどのように考えるか

　冒頭で示した症例のうち，**患者 A** の暦年齢は 84 歳であり，新たな老化ステージに突入する 80 歳を超えているものの，現在のところフレイルや認知症はなく，自立生活を送れています．eGFR が 48 mL/分/1.73m^2 であることから，山下式生物学的年齢の計算式は 120 － 48 となり，生物学的年齢 72 歳と考えます．72 歳は老化の 3 段階目より確実に前のステージにあるので，これまでのクリニカルエビデンスを応用できそうです．また，本症例には心房細動の自覚症状はないものの，心房細動が生じると全身の臓器血流は 20〜30％低下するため，易疲労感があり身体が弱ってきたと感じるようになったのではないでしょうか．

　p.164 の選択肢のうち，**患者 A**（生物学的年齢 72 歳）でとりうる治療方針は，まず通常どおり，❶抗凝固療法を開始し，洞調律維持治療を勧めます．❹Ⅰ群

抗不整脈薬で管理できればそれでよいですが，うまくコントロールできなければ，❺カテーテルアブレーション治療もひとつのオプションであることを伝えます．

　患者Bは82歳で，患者Aより暦年齢こそ若いですが，フレイルが進行しつつあり，同時に認知機能も低下しつつあります．山下式生物学的年齢（計算式120−30）では90歳と，患者Aよりかなり老化が進んでいます．しかし，自力歩行ができ，コミュニケーションがとれるという現在の生活レベルから考えると，脳卒中については，患者や介助者への情報提供によってその発症リスクを大きく減弱できるでしょう．転倒歴はありますが，患者家族に十分教育すれば頻度やリスクを軽減できるはずです．

　患者B（生物学的年齢90歳）でとりうる治療方針は，❶抗凝固療法を勧め，用いる抗凝固薬はアピキサバン1日5mg（減量基準を満たすため低用量，1日2回服用）とします．心房細動そのものについては，現在，患者自身が困っていることがない以上，何も行わないという選択をとることでしょう．老化の3段階目を経過すると，無理は禁物と考えています．このような症例で，転倒歴ではなく，消化管出血の既往がある場合には，患者や患者家族への教育の効果は全くないので，家族とともに悩むことになるでしょう．

　患者Cは，フレイルの段階を通過し，すでに被介護状態にあります．山下式生物学的年齢（計算式120−25）では95歳と，暦年齢相当です．このような患者の家族は，できれば自然に経過をみて，自然に迎える死を受け入れたいと思っていることが多いように感じます．また，この腎機能レベルの患者では現在の抗凝固薬使用に関するエビデンスは希薄であること，そして，患者の現在の全身状態に影響を及ぼしている疾患のなかで心房細動が占める割合が小さいことを考慮し，心房細動は本患者の自然経過の一部であるとして，あえて何も行わない（❷抗凝固療法は開始しない，その他の治療的介入も行わない）という選択肢を提示することを考えます．自然経過をみる場合には，"Do no harm"が原則です．

実際には，患者の価値観，患者家族の価値観はさまざまです．クリニカルエビデンスがない以上，価値観をすりあわせながら，方針を決定していくしかありません．結果的に，医学的には同じような患者背景であっても，全く異なる治療方針で治療することになる状況はたびたび生じています．

■文献
1）Kloosterman M, et al.: Europace, 21: 1451-1453, 2019.
2）Lehallier B, et al.: Nat Med, 25: 1843-1850, 2019.
3）Lixie E, et al.: Gerontology, 61: 526-533, 2015.

Case 20

multimorbidity を伴う高齢者心房細動

88歳女性．高血圧，心房細動，慢性心不全，脂質異常症，糖尿病，慢性腎臓病（CKD），胃食道逆流症（GERD），高尿酸血症，骨粗鬆症，認知機能低下，鉄欠乏性貧血，睡眠障害などの診断のもとに，複数の診療科から計17種類の薬剤が処方されている．心機能は維持されているが，これまで一度だけ，2年前にHFpEFとして心不全入院の既往がある．そのほかに，骨折による入院が複数回あるほか，肺炎，尿路感染症に伴う入院がある．

これまで食事の自己摂取や，杖を用いながらの自力歩行が可能で，ホームヘルパー（訪問介護員）の介助により独居生活ができていた．しかし，最近にとみに元気がなくなり，認知機能の低下がみられ，自力での外出はできなくなった．要支援・要介護認定調査による要介護度の判定レベルは上昇し，訪問診療，訪問看護が導入された．

通院していた内科からは，Ca拮抗薬，アンジオテンシンⅡ受容体拮抗薬（ARB），β遮断薬，利尿薬2種類（フロセミド，スピノロラクトン），スタチン，尿酸降下薬，DPP-4阻害薬，抗凝固薬（アピキサバン1日5mg），高カリウム血症治療薬，プロトンポンプ阻害薬（PPI）が処方されていた．血圧120/60mmHg，心拍数72/分，LDLコレステロール88mg/dL，K 5.4mEq/mL，UA 7.6mg/mL，HbA1c 7.0%，BNP 345pg/mL．最近の腎機能は低下傾向で，eGFR 21mL/分/1.73m^2（Ccr 18mL/分）．

自宅内での転倒の可能性が高く，大きな皮下出血もときおり認めるようになったため，抗凝固薬の中止も含めて，訪問診療医より処方内容に関する相談があった．

この症例に対してどのように対処するべきか？

Suggestions

❶ 抗凝固薬を中止する

❷ 抗凝固薬のさらなる減量を行う

❸ 抗凝固薬はこのまま継続する

❹ β遮断薬を中止する

❺ ARB を中止する

❻ スピロノラクトンを中止する

❼ スタチンを中止する

❽ DPP-4 阻害薬を中止する

❾ 1 日 1 回服用の薬にまとめる

Author's choice

❸抗凝固薬はこのまま，❹〜❽の薬剤を整理する

　抗凝固薬は維持しつつ，中止できる薬剤は中止する方針で進めます．可能であればすべてを1日1回服用の薬剤でまとめたいと思いますが，現在まで継続してきたアピキサバンが1日2回服用であるため，服用回数には強くこだわりません．また，薬剤の中止が多岐にわたり，中止時に危険性が伴うと判断した場合は，入院してもらったうえでポリファーマシーを解消するように処方整理を行うこともあります．

　本症例では，維持する薬剤は，抗凝固薬，降圧薬，利尿薬，PPI となります．

　この症例に近い事例ならば経験したことはありますが，これほどのポリファーマシーを私自身はみたことはありません．このような患者が近い将来増加してくるだろうという想定のもとに作成した仮想症例です．社会の高齢化とともに，多疾病合併（multimorbidity）を有する心房細動患者，同時にそれらの疾病に対する適切処方の結果ポリファーマシーとなっている患者は増加するでしょう．海外のヘルスケアデータに基づけば，2015 年の時点で，すでに心房細動患者の約半数は5種類以上の併存疾患をもつとされています[1]．また，日本で行われた高齢者心房細動の登録研究である ANAFIE Registry では，服用薬剤数の平均は 6.6 剤（最小 0 剤，最大 27 剤）でした[2]．

　診療ガイドラインは，クリニカルエビデンスに基づき，患者のアウトカムを改善する薬剤は処方を推奨するとしているため，患者に生じた疾病が増加するたび，医師として処方すべき薬剤がつぎつぎと重なり，やがてポリファーマシーとなることは必然です．その途中経過をみないで，結果だけをみると，「よくこれだけの薬が処方されているな．患者さんは飲みきれないだろう…」と感じるので

すが，ゆっくり足し算されていくと，人は徐々に慣れてしまうという習性があります．どこかの時点で，reconstruction（再構築）が必要になりますが，現在のガイドラインは，足し算は教えてくれても，引き算については，その妥当性や具体的な方法などを教えてくれていません．

multimorbidity を有する心房細動患者

"multimorbidity" という用語はまだ十分に知られていませんが，社会の高齢化に伴い，ますます重要となる概念です．そのため，世界保健機関（WHO）ならびに英国国立保健医療研究所（NICE）が 2016 年に multimorbidity に関する声明文を発表しています．しかしまだ，正確にその定義は定まっていません．WHO では，併存する 2 つ以上の疾病が患者の安全性維持に支障を及ぼす状態と定義しています．NICE では，患者が複数の疾病を有し，日常生活での支障や管理に問題があり，さまざまな医療・福祉サービスが関わらざるを得ない状態と定義しています．定義することは難しくても，言わんとしていることは伝わります．

心房細動において，この multimorbidity が取り上げられるようになったのはごく最近のことで，その知見は十分ではありません．しかし，併存する疾患数が，患者のさまざまなアウトカムを単純にすべて同じように増悪させるわけではないことを知っておく必要があります．

アピキサバンのもつ脳卒中・塞栓症予防効果を評価するために行われたARISTOTOLE 試験のサブ解析では，疾患数が増加すると，脳卒中はやや増加していました（疾患数が 0〜2，3〜5，6 以上の患者群に分けると，それぞれ年間 1.2％，1.6％，1.7％の発症率）．同様に，疾患数が増えると大出血は増加（同様の患者群で，年間 2.1％，2.4％，4.4％），死亡は顕著に増加（年間 2.6％，3.8％，7.5％）と，アウトカムの種類によって増加の割合が異なることが示されています[3]．

　これまでのクリニカルエビデンスは，ある医療的介入が特定の疾病に生じる特定の長期的なアウトカムをどのように変化させるかを検証し，死亡率の減少と許容可能な副作用発現率を示すことで，治療法としての利益を証明するものでした．しかし，multimorbidity の場合，ひとつの疾患に対して治療を行っているさなかにも，併存する他の疾患が，他の原因による死亡を増加させ，副作用発現率にも影響を与える可能性があります．また，このような高齢患者では，長期的な生命予後がそもそも不良であるという点が，これまでのクリニカルエビデンスの前提を崩してしまう可能性が高いわけです．

　本症例では，想定される患者アウトカムとして，心原性脳梗塞以外に，ラクナ梗塞，アテローム血栓性脳梗塞，消化管出血，転倒に伴う頭蓋内出血，感染症，心不全，腎不全，心筋梗塞，老衰，そして死亡という数多くのイベントが，患者のなかで競合している状況です（p.180，**column 19** 参照）．もちろん，これらの契機となる，骨折，痛風，認知症進行，食事摂取不足の脱水なども，無視するわけにいきません．

　しかし，往々にして，最も発生率が高いイベントは，すべての疾患経過で共通のアウトカムとなる「死亡」です．

　multimorbidity では，想定すべき患者アウトカムが多種類に及ぶだけでなく，①そのなかで発生率が最も高い「死亡」が他のアウトカムの発生率を凌駕して，特定のアウトカムの発生を予測不能としてしまうこと，②治療によって生じる副作用は概して増加し，利益とのバランスがとりにくくなることなどの難しさがあります．さらに，multimorbidity が大きな課題となる症例では，その multimorbidity のなかに，そもそもクリニカルエビデンスの乏しいフレイルと慢性腎臓病（CKD）が車の両輪のように組み込まれてしまっていることが多いでしょう．

ポリファーマシーをどう捉えるか

　ポリファーマシーの定義も，multimorbidity と同様，わかったようでわかりにくい定義のままです．英語表記の"polypharmacy"で調べると，文献によって条件が多少異なり，5 種類以上の投薬を polypharmacy とする文献が多いものの，その基準は 2 種類以上から 11 種類以上までさまざまです．ちなみに，日本老年医学会の定義では 5〜6 種類以上を多剤併用のめやすと考えるのが妥当としています．一方で，日本語表記の「ポリファーマシー」は，多剤服用のなかでも害をなすものを指し示しているようです．厚生労働省発表の「高齢者の医薬品適正使用の指針（総論編）」によると，ポリファーマシーとは「単に服用する薬剤数が多いことではなく，それに関連して薬物有害事象のリスク増加，服薬過誤，服薬アドヒアランス低下等の問題につながる状態」であるとされています [4]．

　multimorbidity の患者では，各疾患の診療ガイドラインをすべて遵守すれば，必然的に薬剤が足し算されていく結果，6 種類以上の処方となる"polypharmacy"になりやすいはずです．それに関連して，薬物治療に関連する有害事象のリスク増加，服薬過誤，服薬アドヒアランス低下などの問題につながれば，「ポリファーマシー」になりやすい．しかし，この状態は，それぞれの処方が医学的に適切か，不適切かを問わない…．これが，現在私たちの目の前にある混沌とした風景なのです．

　「ポリファーマシー」を見たとき「不適切な処方の削減」という形式的な考えかただけでは，事態は好転しないことは明らかです．もちろん，処方すべきでない薬剤は中止しなければなりません．しかし，すべての薬剤が診療ガイドラインに沿った適切なものであったとしても，ポリファーマシーは生じうるということを知っておく必要があります．本症例のような患者を診たとき，不適切な処方を中止したうえ，さらに実際に私が行っている処方整理の方針は次のとおりです．

①長期的な予後改善を目指した処方は中止する

②将来の疾患発症抑制を目指したサロゲートマーカー改善薬は可能な限り中止し，さらに目標値の設定を厳格にしない（p.182, **column 20** 参照）

③QOL の改善薬・維持薬の継続・中止は可能な限り患者や患者家族の希望に沿う

本症例であれば，以下のとおり整理します.

- **不適切処方の中止**

  スピロノラクトン，高カリウム血症治療薬の中止

- **長期予後改善薬の中止**

  スタチンの中止

- **サロゲートマーカー改善薬をなるべく中止**

  DPP-4 阻害薬，尿酸降下薬，β 遮断薬，ARB の中止ないし減量

- **QOL 改善薬・維推薬の維持**

  心不全の症状予防のための降圧薬，利尿薬，腹部症状緩和のための PPI の調整・維持

降圧薬は，血圧管理だけでなく HFpEF 予防にも重要ですが，CKD で高カリウム血症を伴うようなら，RAS 阻害薬は避けた方が無難です．とくに，超高齢者で食思不振を伴う場合，食事量とともに塩分摂取量まで低下して，脱水や熱中症の一因となることもあり，Ca 拮抗薬を中心に考えたいと思っています.

心房細動の心拍数調節に用いられてきたβ 遮断薬は，現在の心拍数では不要でしょう．PPI は，胃食道逆流症（GERD）治療でなく，消化管出血予防のためであれば，中止することも考慮します．もちろん，いったん中止しても，その後の状況しだいで再開しなければならなくなる可能性もありますが，最終的には，こ

れまで内科から処方されていた 11 種類の薬物は，5 種類以内に収めることができるでしょう．

88 歳という高齢，フレイル，CKD を含む multimorbidity，山下式生物学的年齢は 99 歳（120−eGFR 値で算出；p.168 参照）という本症例では，予後改善よりも，短期的にどう生きるかが最も重要だろうという私自身の考えを，患者や患者家族と共有できるかどうかがミソかもしれません．

虚弱に陥りつつある患者の抗凝固療法を考える

抗凝固薬は，先にあげた基本方針で検討すると継続・中止の判断が難しい薬剤です．基本的には，長期予後改善を目的とする薬剤と位置づけられますが，同時に，短期的な脳卒中予防薬として現在の生活を維持する QOL 維持薬の役割を担っていると考えられるからです．

継続・中止の判断が難しいと考えたときは，現時点で副作用が大きくない限り，その薬物は維持しています．本症例では，抗凝固薬の継続によってやがて大出血という事態に陥るかもしれません．いや，その可能性は高いと考えるべきでしょう．それでも維持するのは，「新しくとった行動で患者に不利益をもたらす大きな事態が生じると，その理由にかかわらず後悔する」という自分の経験に従っているだけです．かつて，PT-INR（プロトロンビン時間-国際標準比）が上下に大きく変動したため，大出血に対する不安からワルファリンを中止したことが複数回ありますが，中止から半年以内に脳卒中を経験しました．もちろん，継続していれば大出血につながった可能性も高いわけですが，そのときの苦い思い出がその後の方針に影響を与えています．

では，本症例のような患者に新たに心房細動が見つかった場合ならば，抗凝固薬を開始するかというと，患者・患者家族の意向しだいですが，積極的に私から

勧奨して抗凝固療法を開始しようという気持ちにはなりにくいと思います．つまり，同じような患者背景であっても，抗凝固療法を継続する場合と新たに開始する場合では，明らかに異なる治療方針となっているわけです．reconstructionの基本は，「今この治療を行っていないと仮定したときに，新たにこれから始めようと思うもの以外は中止する」とも言われていますから，私の方針は褒められたものではないことも自覚しています．

　これまで継続できている抗凝固療法は，患者や患者家族が心配となるような出血が生じるまで維持し，大出血の発生後にも不適切減量での継続ができないかどうか打診するというのが，今の私のやりかたです．

■文献
1）Chen MA, et al.: Clin Geriatr Med, 32: 315-329, 2016.
2）Koretsune Y, et al.: Circ J, 83: 1538-1545, 2019.
3）Alexander KP, et al.: Am Heart J, 208: 123-131, 2019.
4）厚生労働省：「高齢者の医薬品適正使用の指針（総論編）」，2018 年 5 月発表（2021 年 1 月閲覧）．
　　https://www.mhlw.go.jp/content/11121000/kourei-tekisei_web.pdf

‹column 19 アウトカムの競合

　医師になってからごく最近まで，この「アウトカムの競合」という概念に触れたことはありませんでした．そもそも，昭和・平成の循環器診療では，不要な概念だったからです．しかし，令和の日常臨床は，この「アウトカムの競合」に振り回されることになるでしょう．この概念，頭では理解できても，なかなか感覚としてつかみづらいと思います．それは，医師の専門性が，どうしてもアウトカムを自分の専門と専門外に振り分け，専門外のアウトカムに興味をもたせなくするからです．たとえば，私自身で言えば，心房細動患者に起きる脳卒中や心不全は厳しく診ようとする一方で，感染，転倒，骨折，認知症，あるいは心血管以外の死亡は案外淡白にすぐに受容してしまう傾向があると自覚しています．

　ここで，1,000人の心房細動患者からなるA群とB群の2群があり，いずれの群でも1年間に脳卒中が3％で発生すると仮定してみましょう．いわゆるKaplan-Myer曲線を描けば，いずれの群でも年率3％で脳卒中が累積する直線となります．

　ではA群は，脳卒中発症率3％に加えて，年間死亡率が2％，事故・感染の発生率が1％，そのうち事故・感染が原因となって大出血に至る割合が10％と仮定し，Kaplan-Myer曲線ではなく10年間のそれぞれの累積発症人数をグラフに描いてみます．

◆ A群のイベント別累積発症人数

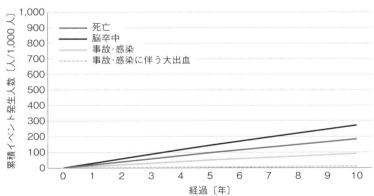

　きっと違和感はないでしょう．このA群での10年間の累積発症数は，脳卒中274人，

　事故・感染による大出血は 9 人でした．事故・感染による大出血はわずかなので，より積極的に脳卒中を予防しようという気になるはずです．

　ここで B 群を，脳卒中の発生率は A 群と同じ 3％であるものの，年間死亡率が 15％，年間の事故・感染発症率が 10％，そのうち事故・感染が原因となって大出血に至る割合が20％と仮定してみます．すると，A 群と同じ脳卒中発生率をもつ B 群での累積発症人数は次のようになります．

◆ B 群のイベント別累積発症人数

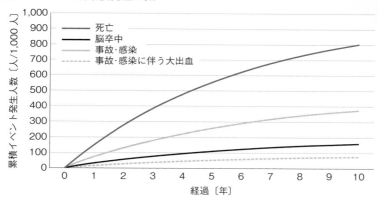

　異なる印象をもたないでしょうか．B 群では，脳卒中の累積発生者数は 160 人に減少し，事故・感染に伴う大出血は 75 人に増加しています．A 群を前にして感じた脳卒中予防の積極性は，B 群を前にしても全くひるまないでしょうか．同じ脳卒中発生率なのに，少し異なる気持ちになるのはなぜでしょう．実際，この B 群のグラフを見ると，10 年間の脳卒中発生者数は「たかだか 2％程度」のようにも感じさせます．理解しやすくするために，ここでは極端な仮定を設定しましたが，時代は A 群の患者傾向から B 群の患者傾向へシフトさせていることは間違いないと思います．

　そして，この B 群で生じているのが，「アウトカムの競合」です．これは，従来のKaplan-Myer 曲線のイメージを変えてしまう効果をもっています．さまざまなアウトカムが生じれば生じるほど，自分の対象としている領域におけるアウトカムの発生率は変わらないにもかかわらず，発生数が自然に減少し，重みが変わってくるというわけです．このアウトカムの競合を前に，どのような戦略を立てるべきか…，これが令和時代の大きな課題です．

<column 20 高血圧患者における 死亡前血圧推移

　高齢になればなるほど，余命が短くなり，長期的な予後と関連をもつサロゲートマーカーのもつ意味が薄れていきます．高血圧，糖尿病，脂質異常などのサロゲートマーカーである，血圧，HbA1c，LDL コレステロール，中性脂肪の管理は，長期的な予後改善という大きな目標のためです．しかし，余命が短いと想定される場合，「長期的な予後」とは何でしょう．そのようなものが想定できない状況なら，予後改善に関連するサロゲートマーカーの意義は薄れ，管理目標値を厳格にする根拠がなくなります．むしろ残された余命に関連する因子の管理に治療の中心をシフトさせるべきでしょう．

　余命がそれほど長くないと考えたとき，サロゲートマーカーの管理を厳格に行わないだけでなく，私はむしろ甘めにするようになりました．それは，死亡前の血圧の推移に関する研究報告をみてからのことです[1]．

◇ 死亡前の収縮期血圧推移

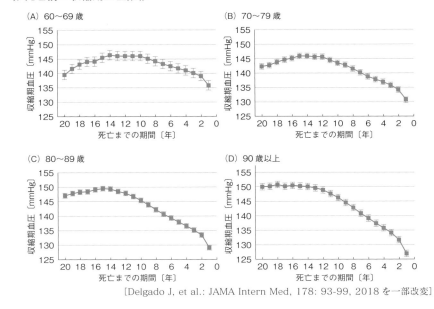

[Delgado J, et al.: JAMA Intern Med, 178: 93-99, 2018 を一部改変]

　普通は，血圧の変動を記録しながら死亡率や死亡までの期間を前向きに追跡するものですが，これは死亡後に過去の血圧データを後ろ向きにみるというこれまでにない興味深い視点の研究です．

　データは年齢別に示されていますが，収縮期血圧は死亡する数年前から徐々に低下してゆき，とくに 80 歳台，90 歳台でその減少が顕著であることがわかります．血圧以外のすべてのサロゲートマーカーでこのようなデータがあるわけではありませんが，余命が短くなると指標自体が自然に低下することは，なんとなく腑に落ちる気がしています．高齢患者では，今後の自然な低下まで考慮に入れれば，甘めぐらいの管理でよいのではないかというのが正直に感じるところなのです．

　それにしても，血圧は難しいサロゲートマーカーです．高ければ大出血の懸念がある一方，低すぎるとフレイル患者では転倒のリスクがあり，血圧は少し高めの方が予後がよいという報告があります [2]．そのうえ，余命が短いと想定されたときに，将来的な血圧低下までも見通して管理することは至難の業です．

■ 文献
1）Delgado J, et al.: JAMA Intern Med, 178: 93-99, 2018.
2）Odden MC, et al.: Arch Intern Med, 172: 1162-1168, 2012.

おわりに

　本書は，約30年にわたる心房細動診療の大きな進歩を横目で見ながら，それを実践しようとしてきた私自身の試行錯誤の結果をまとめたものです．さまざまな点で異論や反論があることも承知していますが，とくに若い方々に伝えたいと思って著しました．そのような思いに駆られたのは，時に，心房細動と聞けば条件反射のように"DOAC開始＋カテーテルアブレーション"という診療が目立つようになってきたと感じるからです．

　第一に，歴史に根差した心房細動診療の基本を知ってもらいたいと思っています．本書の前半には，そのような基本を教えてくれる症例を集めました．これまで30年間，さまざまな討論を見てきました．一世を風靡するような観察結果や理論であっても，時とともに消え去ってしまうという移り変わりを幾度となく経験してきました．医師はどうしても頭でっかちで，病因論的な理屈にこだわりがちですが，現実を見たときに長く残ってきた事実こそが，現在の心房細動診療の基本を形づくっていると思っています．

　第二に，心房細動診療における方針決定は，クリニカルエビデンスのみに依存するわけではないという当たり前のことを思い出してほしいと思っています．本書の後半は，この重要性を知ってもらうための症例です．クリニカルエビデンスは，心房細動患者のせいぜい半数にしかあてはまりません．現実の多くの患者がもつ性質や背景は，無作為化比較試験の対象から除外されているためです．そのような現実をとらえたリアルワールドデータも，対象とした集団の特性やデータの取り扱い方法に応じて，さまざまなバイアスを含むという限界があります．そのなかでの方針決定は，必然的に迷いとの闘いです．むしろ，迷いという謙虚さが必要だとも感じています．

　そのうえで最後に強調したいこと，それは2002年にBMJ（British Medical

Journal) に掲載された "Physicians' and patients' choices in evidence based practice" という論説 [1] のサブタイトル "Evidence does not make decisions, people do" という言葉です. 治療方針は, エビデンスではなく, 私たち (医師・患者・家族) という "人" が決めるという当たり前のこと…, これが現代の心房細動診療において, 徐々に意識のなかから薄れつつあるのではないだろうかという不安を感じています. 次に示す図は, 治療方針決定に関わるさまざまな要素を統合するなかで, "clinical expertise" が "人" の意思決定に重要だと教えてくれています. 若い医師にぜひこの clinical expertise をフェアなかたちで身につけてほしいと願っています.

◇エビデンスに基づく治療方針決定のためのモデル

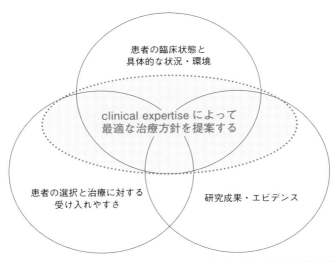

患者の臨床状態と
具体的な状況・環境

clinical expertise によって
最適な治療方針を提案する

患者の選択と治療に対する
受け入れやすさ

研究成果・エビデンス

[Haynes RB, et al.: BMJ, 324: 1350, 2002 を参考に作成]

■文献
1) Haynes RB, et al.: BMJ, 324: 1350, 2002.

索 引

外国語索引

著者略歴

やましたたけ し
山下武志

公益財団法人心臓血管研究所 所長，医学博士.
1986 年 東京大学医学部卒業後，内科研修を経て，1989 年 東京大学医学部附属
病院第二内科，1994 年 大阪大学医学部第二薬理学講座，1998 年 東京大学医学
部附属病院循環器内科助手，2000 年 財団法人心臓血管研究所，2011 年 財団法
人心臓血管研究所付属病院長を経て，2014 年より現職．日本心電学会木村栄一賞，
日本循環器学会 YIA 賞，世界心電学会 YIA 賞など受賞.

"次の一手"を鍛える 心房細動診療の歩みかた

2021 年 4 月 5 日 1 版 1 刷 　　　　　　　　　　　　　　©2021

著　者
やましたたけ し
山下武志

発行者
株式会社 南山堂　代表者 鈴木幹太
〒113-0034　東京都文京区湯島 4-1-11
TEL 代表 03-5689-7850　　www.nanzando.com

ISBN 978-4-525-24991-5